실버 인지능력 향상을 위한

어르신
매일매일 즐거운 색칠하기

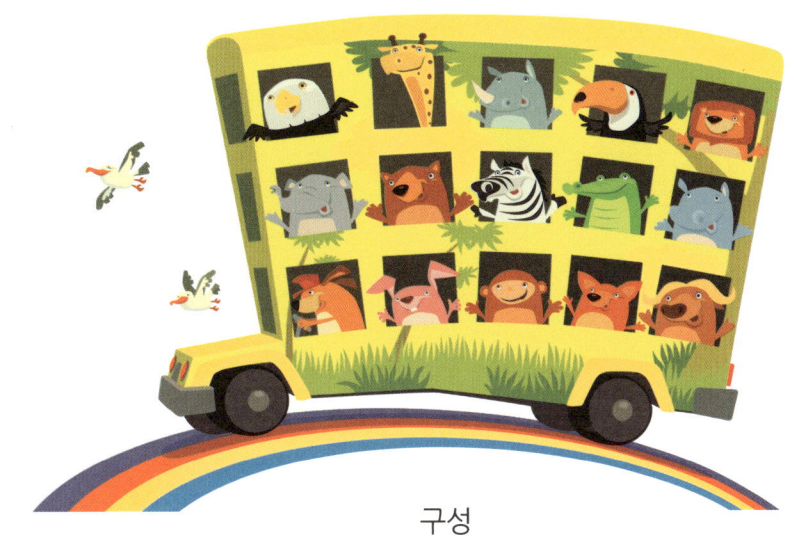

구성
치매예방교육회

이가출판사

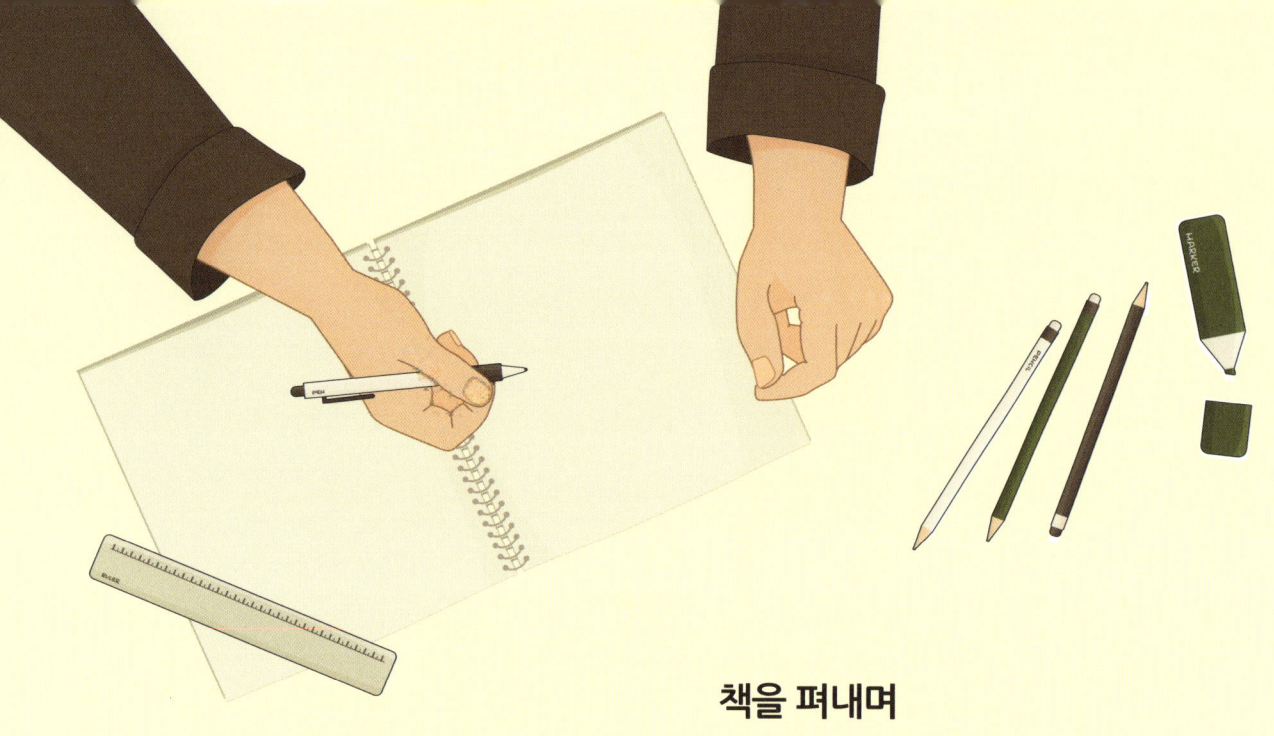

책을 펴내며

    치매는 후천적으로 기억, 언어, 판단력 등 인지 기능이 감소하여 일상생활을 제대로 수행하지 못하는 임상 증후군을 말합니다. 치매는 갑자기 발병하는 질환이 아니라 주관적 기억력장애(기억장애를 호소하지만 인지 기능 검사는 정상이며 일상생활의 장애가 없는 경우) 경도 인지장애(정상적인 노화와 알츠하이머 초기에 해당하는 과도기적 인지장애), 치매의 순서로 서서히 진행됩니다. 주관적 기억력장애는 60세 이상에서 60%가 느낄 정도로 흔한 증상으로, 질환이 아닌 누구나 겪을 수 있는 증세로 생각하고 접근하는 것이 바람직합니다. 실제로도 치매는 관리를 통한 예방이 무척 중요한데 인지 기능을 강화하는 것만으로도 예방률이 높아진다는 보고가 있습니다.

    인지는 어떤 상황에서 무엇을 할지 판단하는 능력을 말하는데 치매는 이 인지 기능에 문제가 생겨서 항상 다니던 길을 헤매거나 현관문 비밀번호가 생각나지 않는 등의 상황으로 일상생활이 어려워지는 상태를 말합니다. 그렇다면 인지 기능을 높이고 치매를 예방하려면 어떻게 해야 할까요?

    하버드 의대 정신의학과 클라이먼 교수는 기억 속에 익숙하거나 쉽게 연상될 수 있는 단순한 것에서 비롯된 즐거운 미술 활동이 인지 기능 향상에 긍정적 효과가 있다고 하였습니다. 그림을 보면서 기억하는 활동을 통해 뇌를 사용하면서 신체 움직임을 동반하게 되면 인지적 수행 능력이 향상되고 뇌를 자극하는 데 효과적이라고 합니다. 또한 치매 환자에게 행복했던 과거를 회상하는 영상과 사진을 보여주었더니 치료에 도움

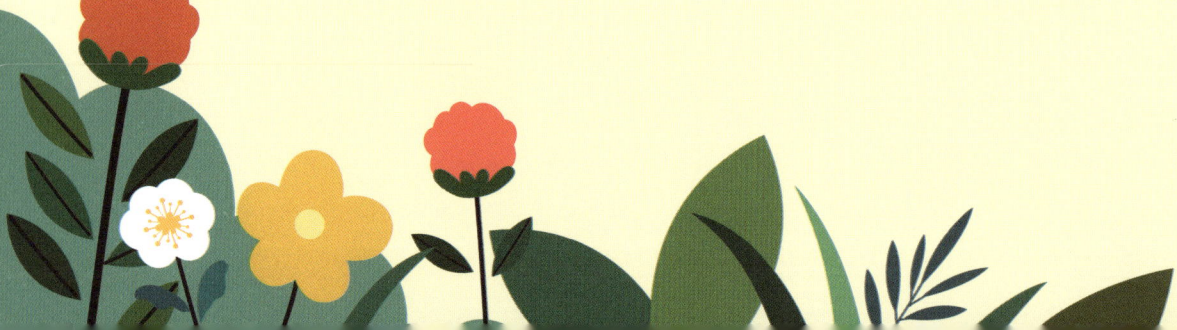

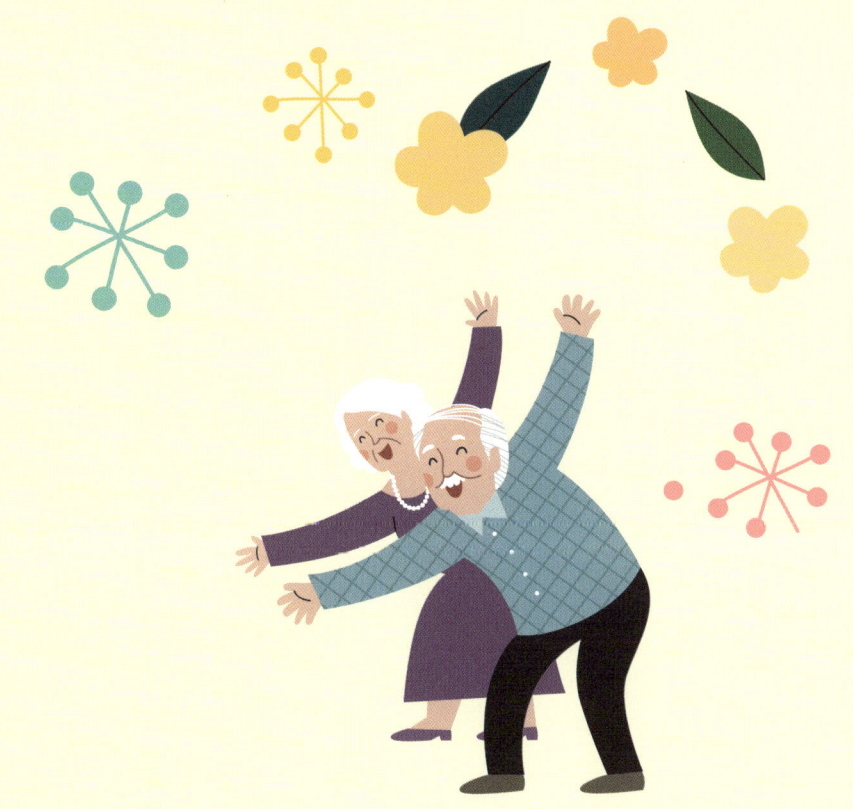

이 되었다는 연구 결과가 있습니다.

『어르신 매일매일 즐거운 색칠하기』는 이러한 연구 결과를 토대로 평소에 친숙한 이미지를 소재로 하여 형태와 색을 기억하면서 밑그림이 그려진 그림 위에 색을 칠하여 뇌와 소근육을 자극할 수 있도록 구성하였습니다. 열두 띠 동물(12지신), 추억의 물건, 전통 놀이, 변화하는 계절, 전통 문양을 소재로 하였습니다. 색색의 한복을 차려입은 귀여운 띠 동물들을 따라 색칠하면서 색깔이 주는 힐링의 치료 효과도 도모하였으며, 추억의 전통 물건들은 어르신이 추억 속 행복했던 그때와 함께하며 매일 쉽고 즐겁게 인지 기능을 강화할 수 있을 것입니다.

컬러로 색칠된 그림을 보면서 견본과 똑같이 색을 칠해도 되고 좋아하는 색으로 자유롭게 칠해도 됩니다. 집중력이 떨어지거나 손의 감각이 무뎌져 꼼꼼하게 색칠하기 어려워하는 어르신들이 크레파스나 색연필 등으로 쉽게 색칠할 수 있도록 책의 크기뿐만 아니라 이미지도 크게 제작하였습니다.

『어르신 매일매일 즐거운 색칠하기』는 인지 기능 향상의 효과뿐만 아니라 무기력하고 소일거리가 마땅치 않은 어르신들에게 즐거움을 선사하기 충분합니다. 매일매일 꾸준히 색칠하며 성취감과 자신감의 회복도 누릴 수 있을 것입니다. 이 책과 함께 어르신들이 건강하고 행복한 백세인생을 누리시길 바랍니다.

어르신 매일매일 즐거운 색칠하기

| 차례 |

12지신
추억의 전통놀이
봄여름가을겨울
전통 문양

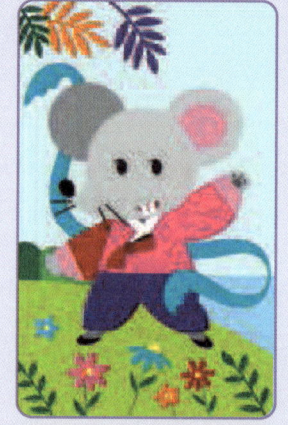
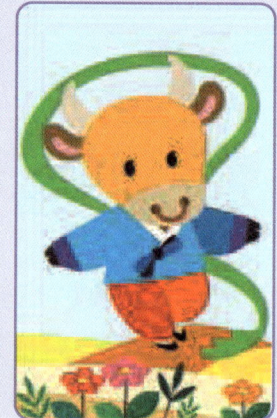
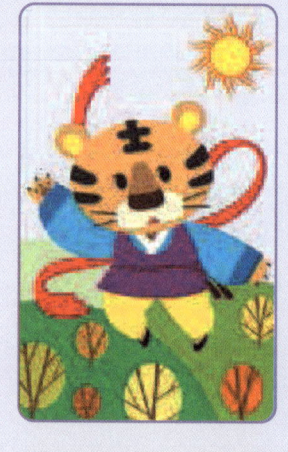
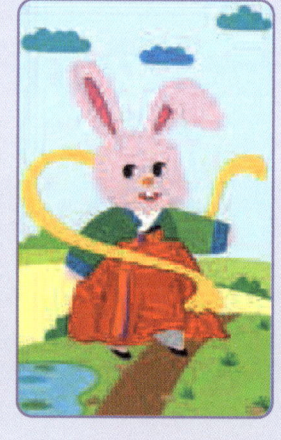
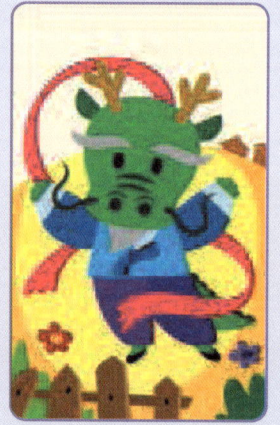
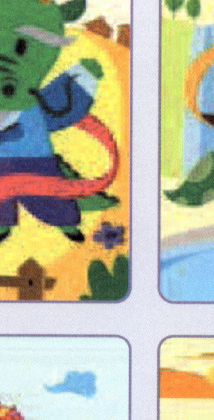
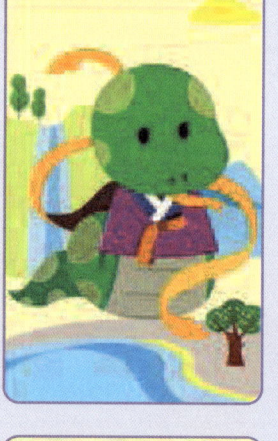
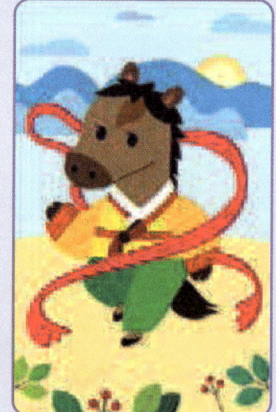
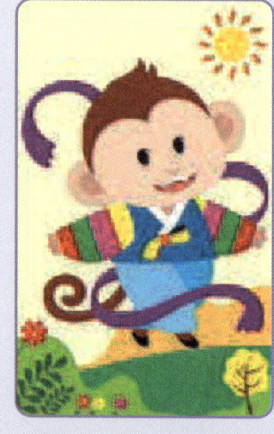
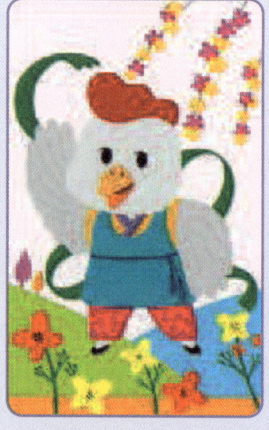
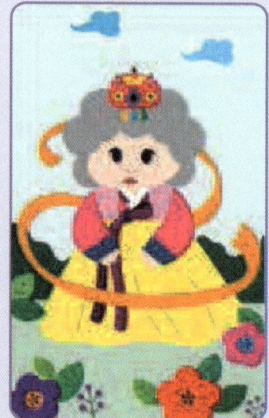
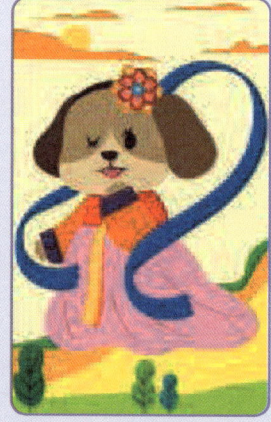
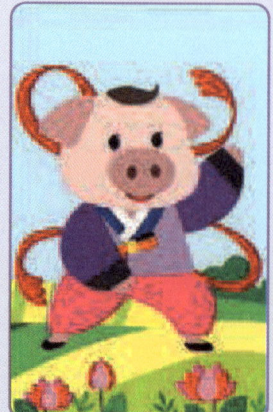

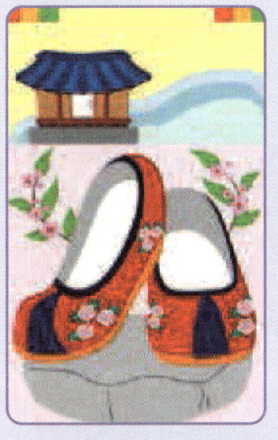

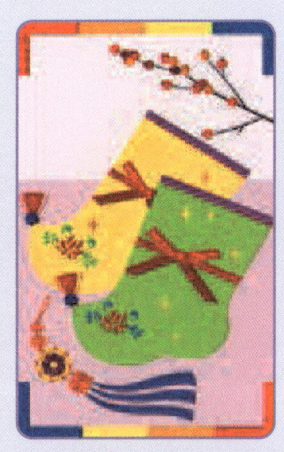
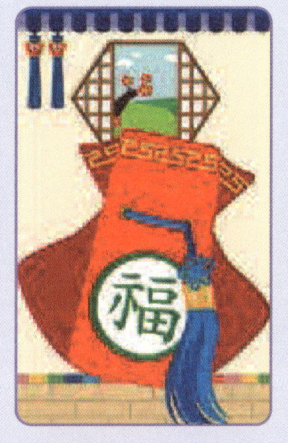
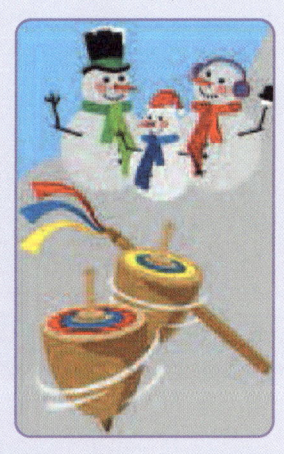
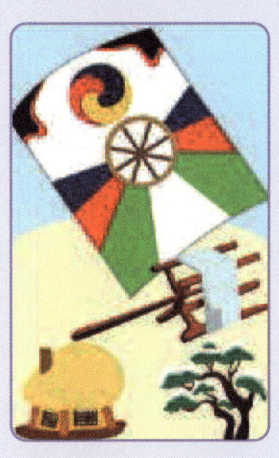
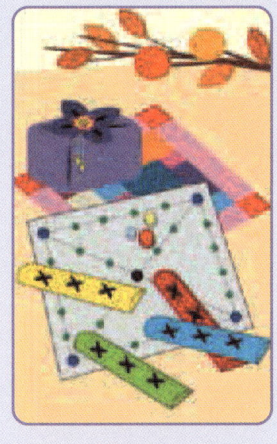
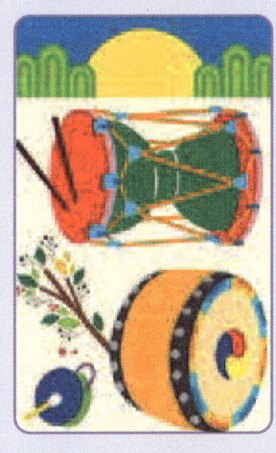
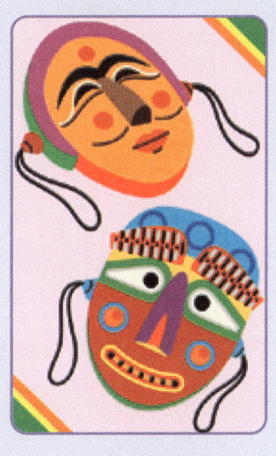
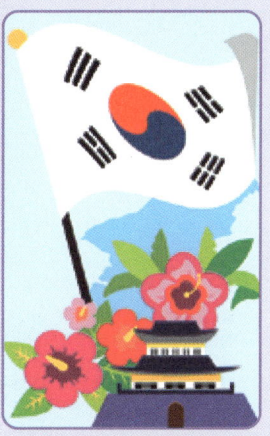
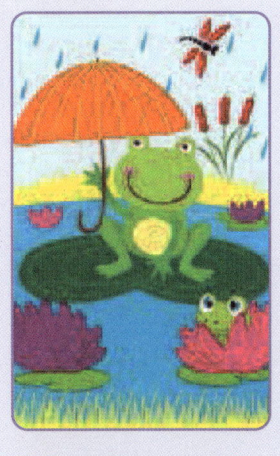
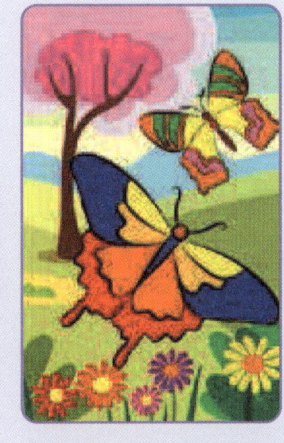

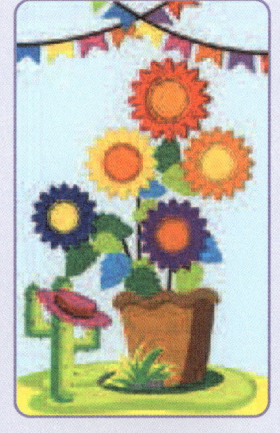
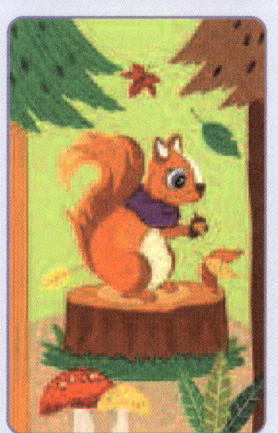
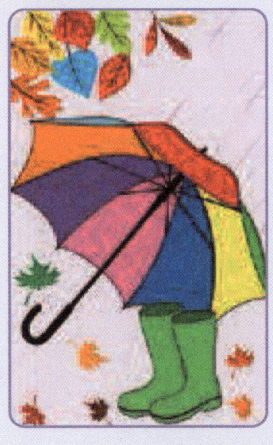
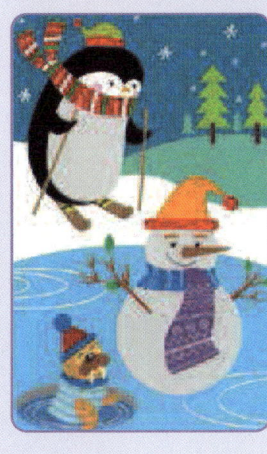
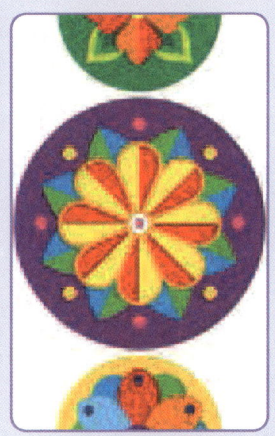

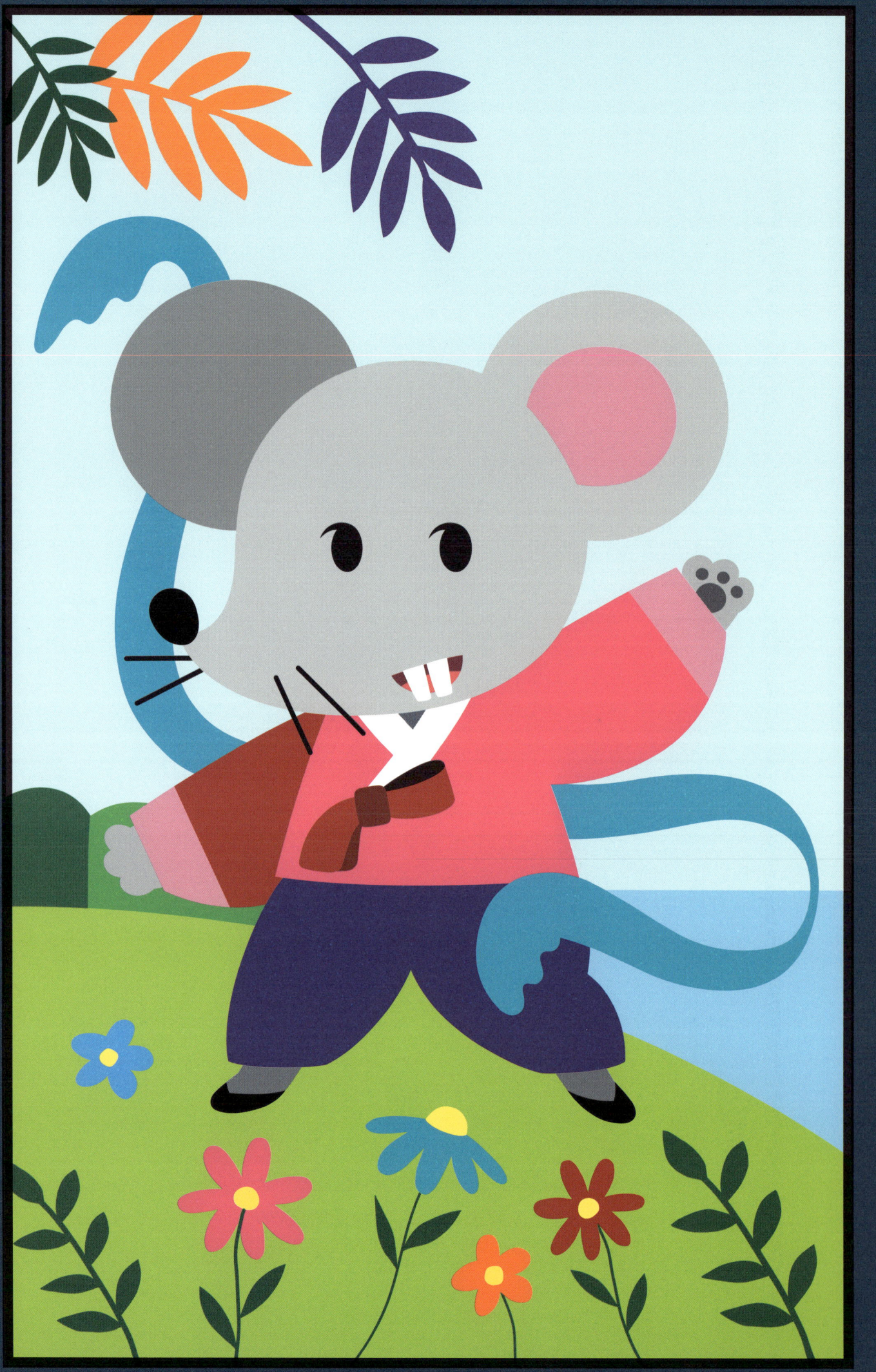

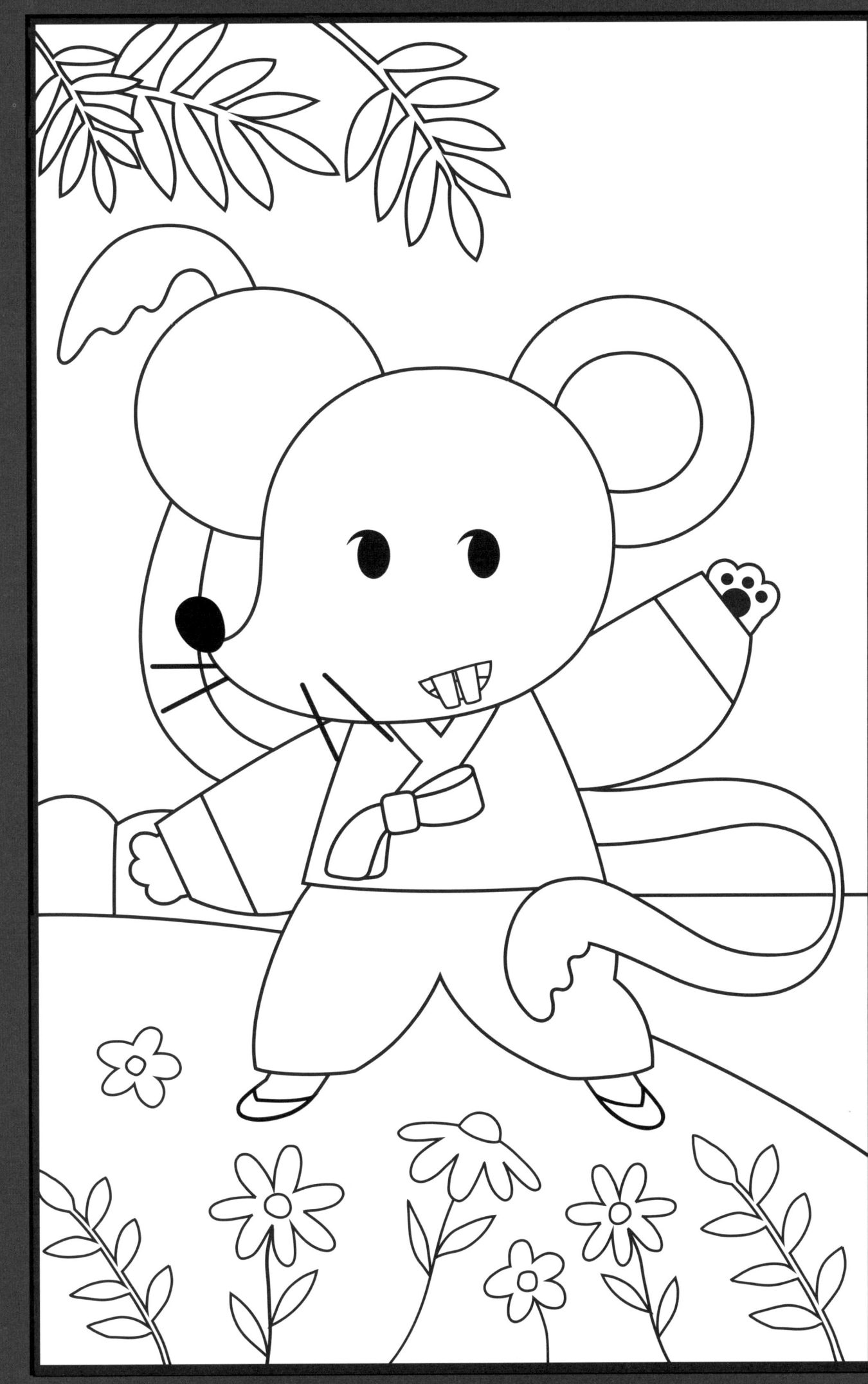

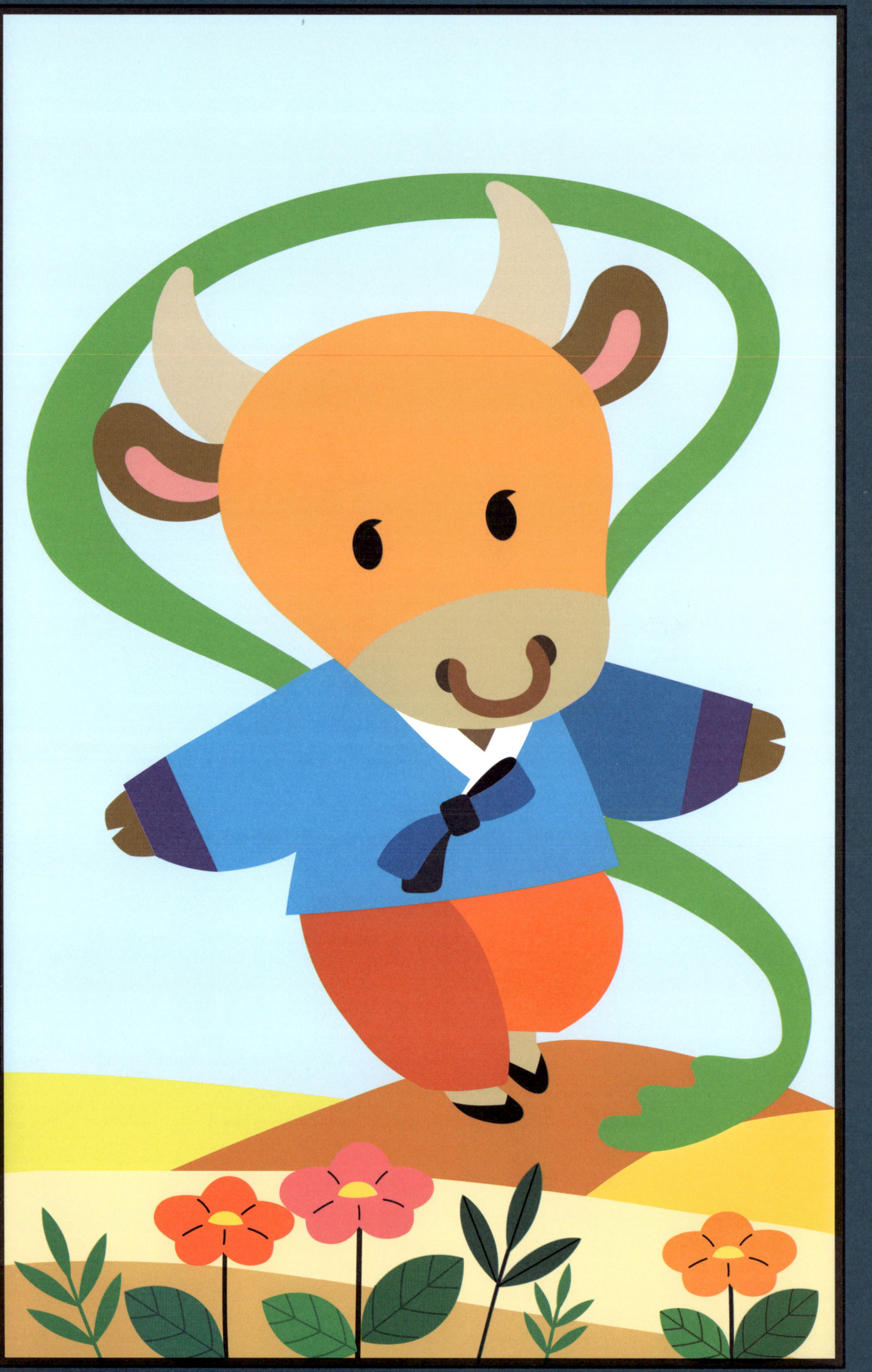

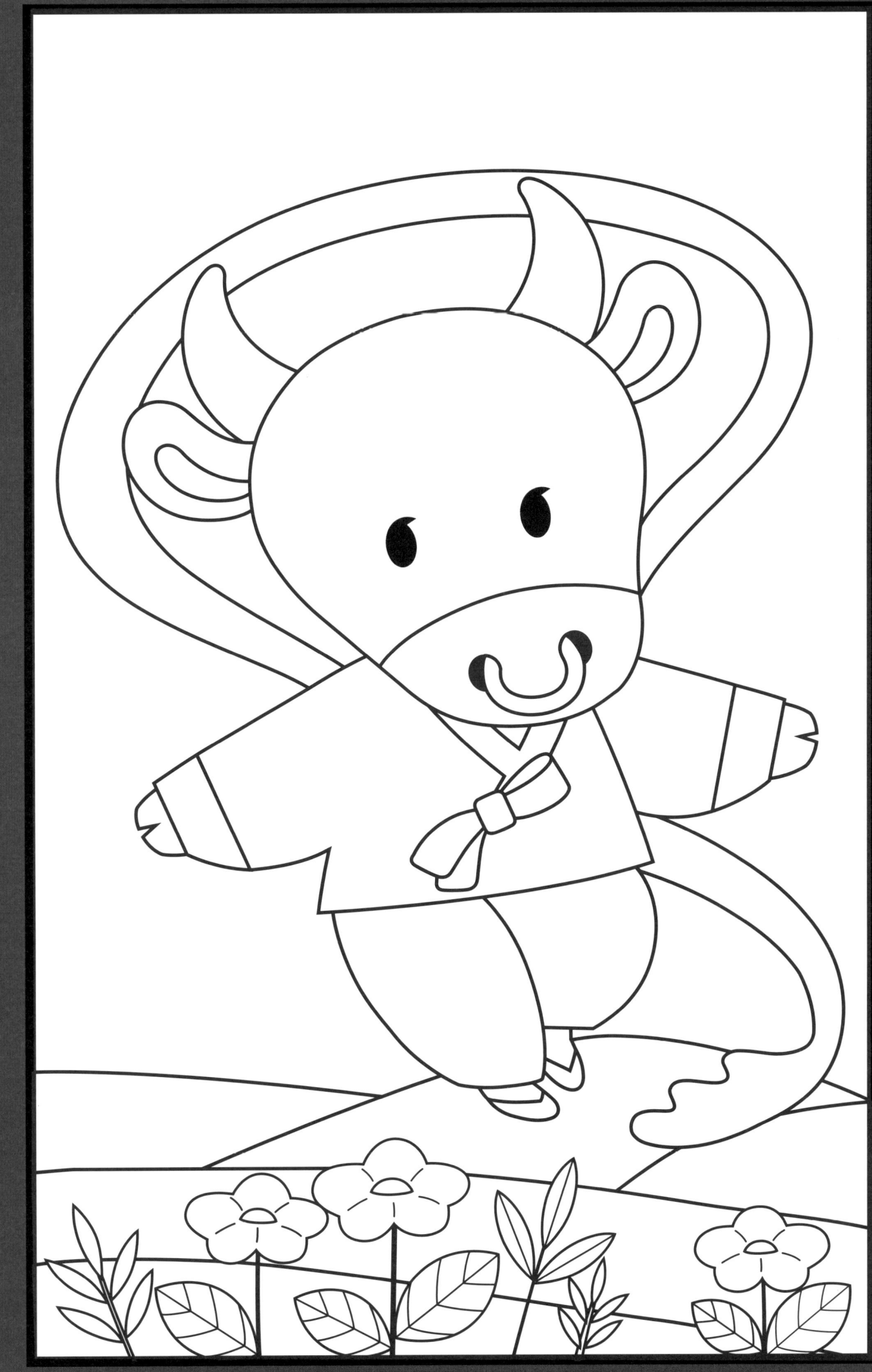

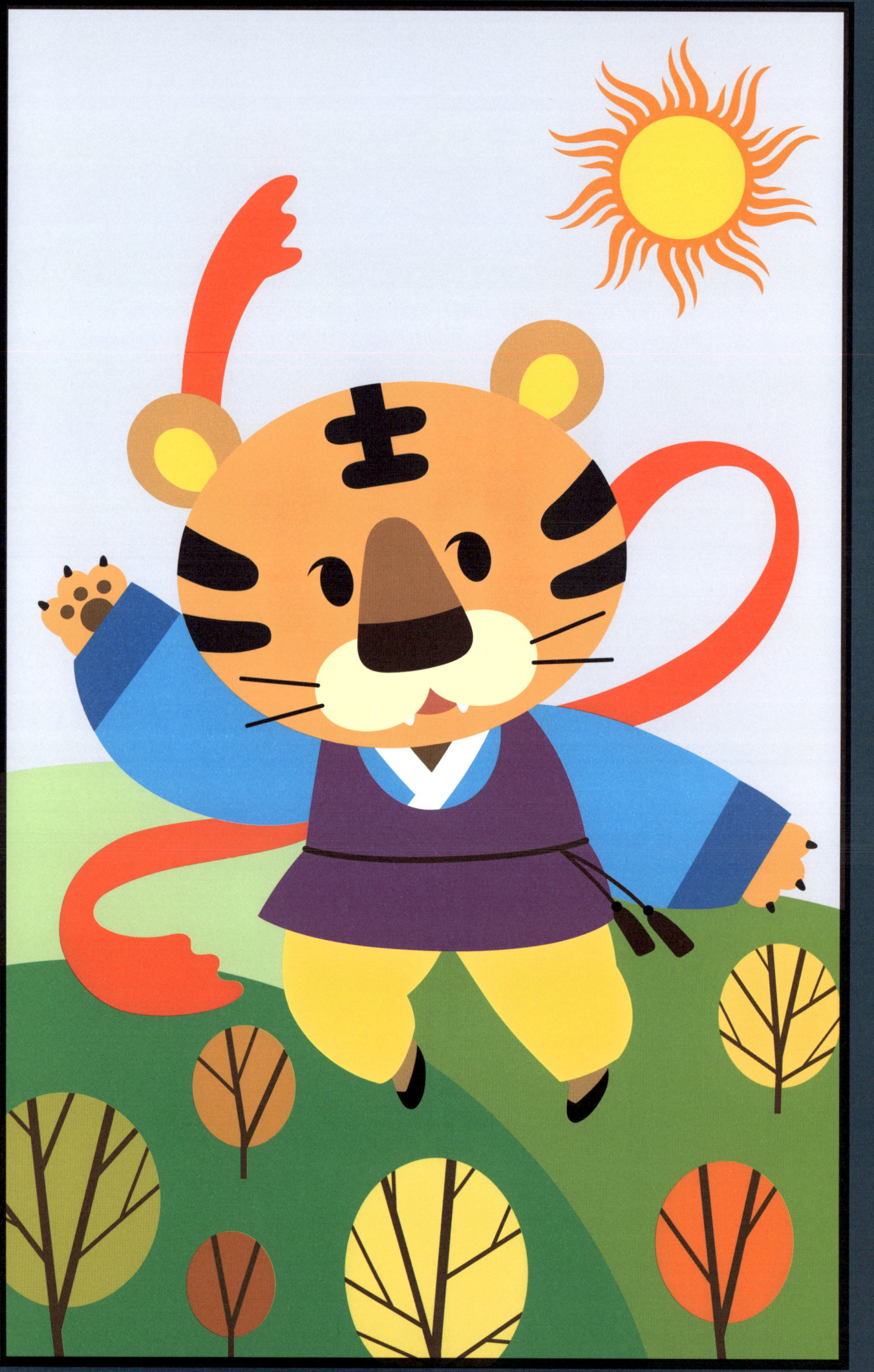

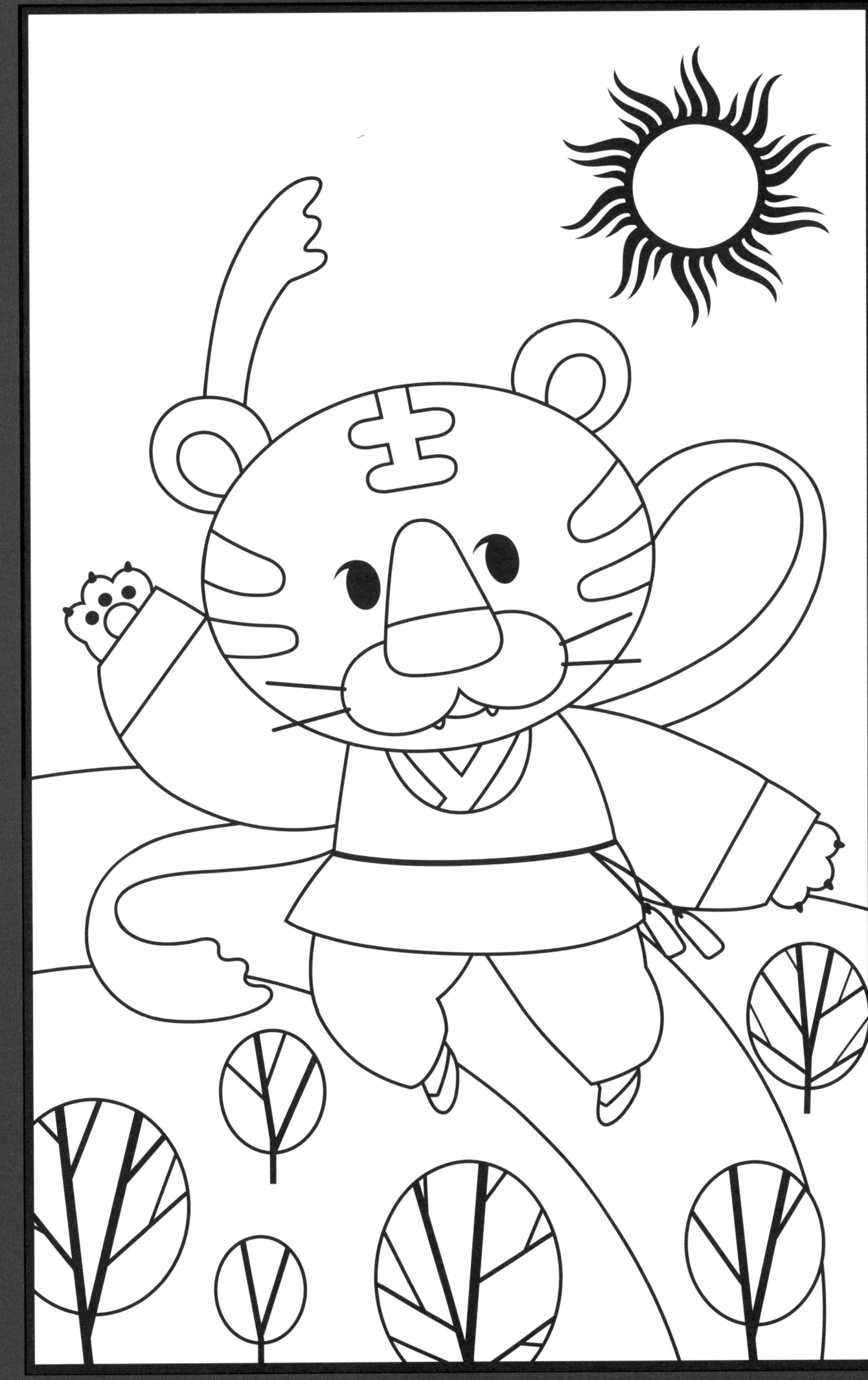

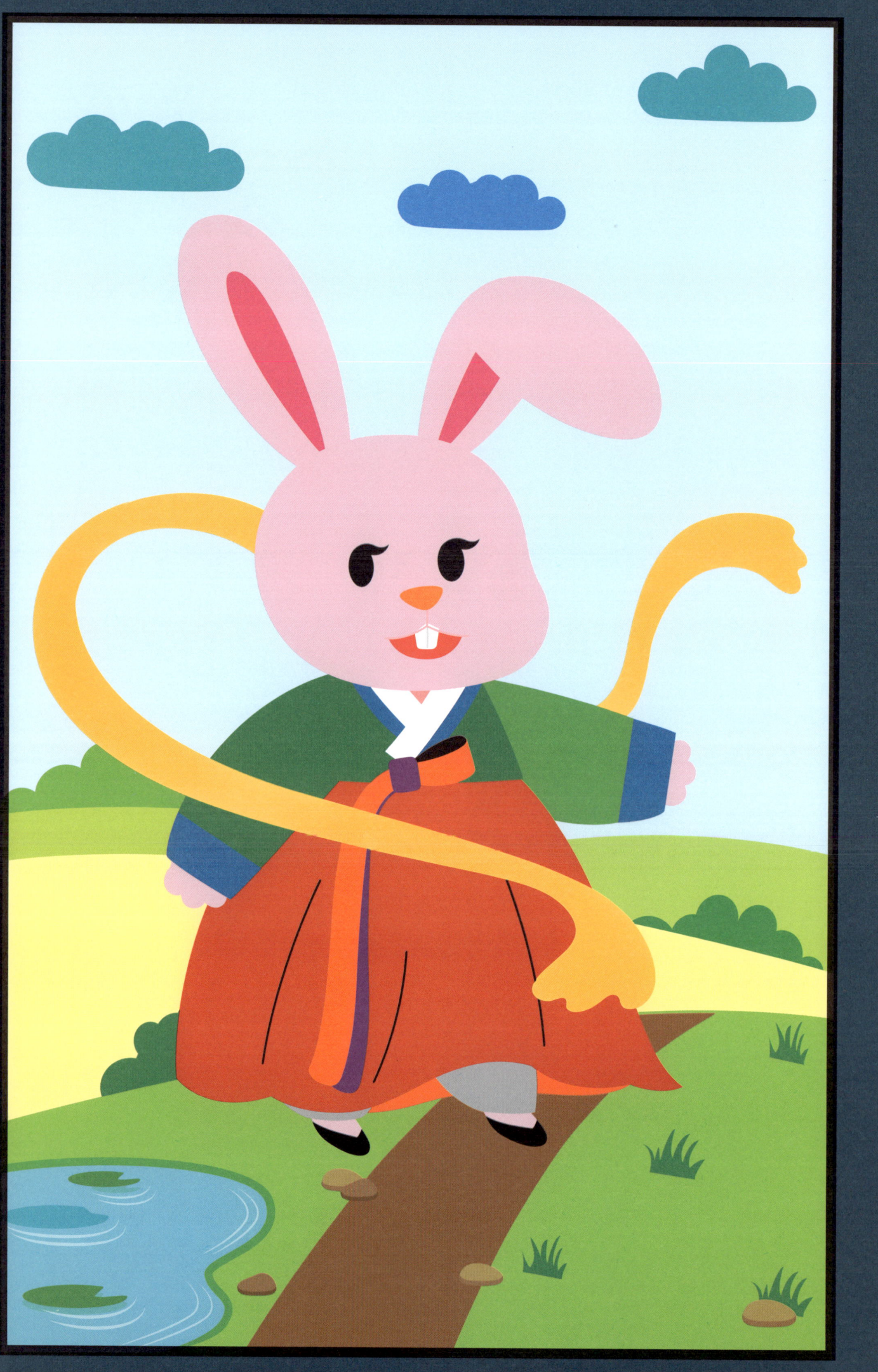

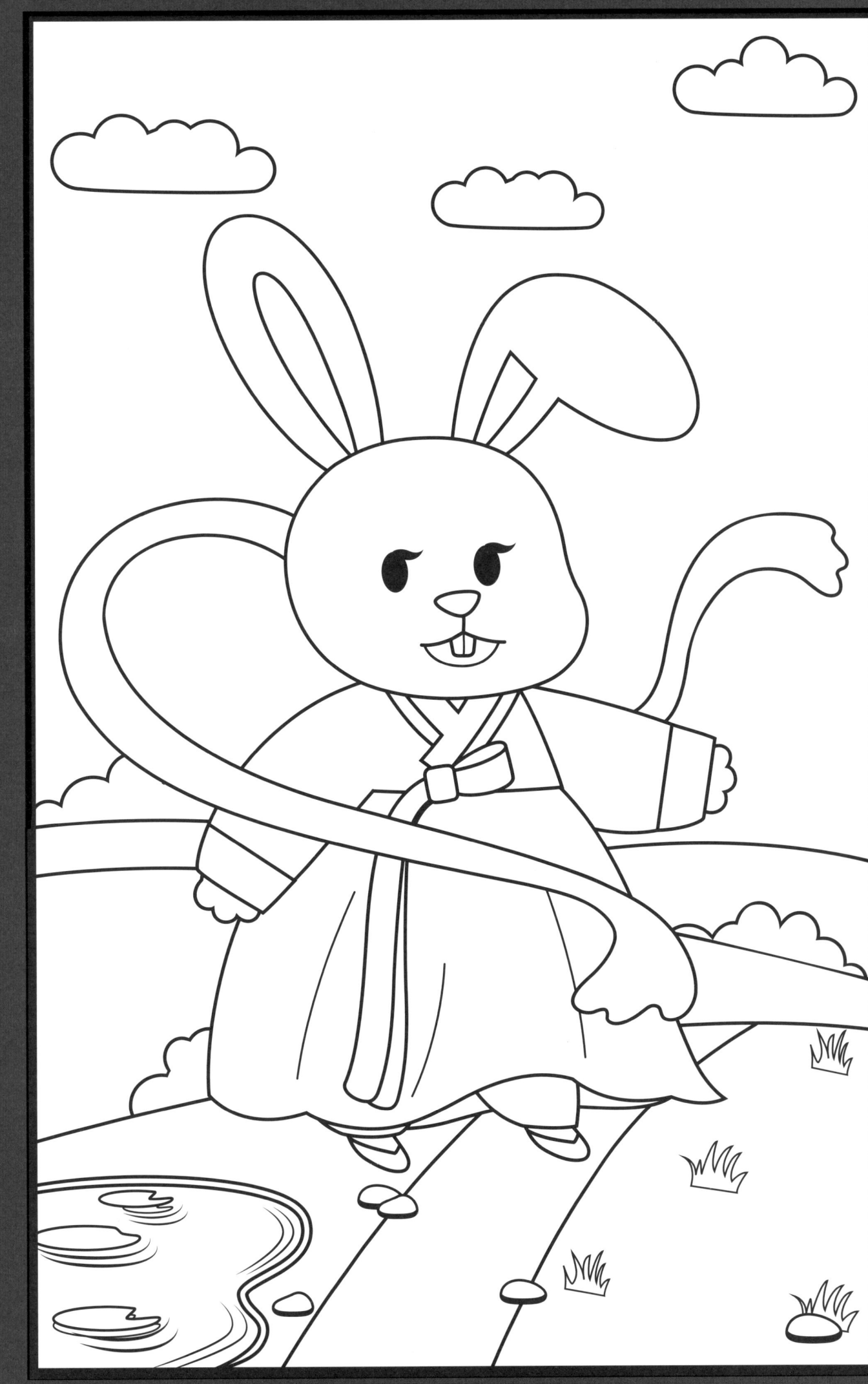

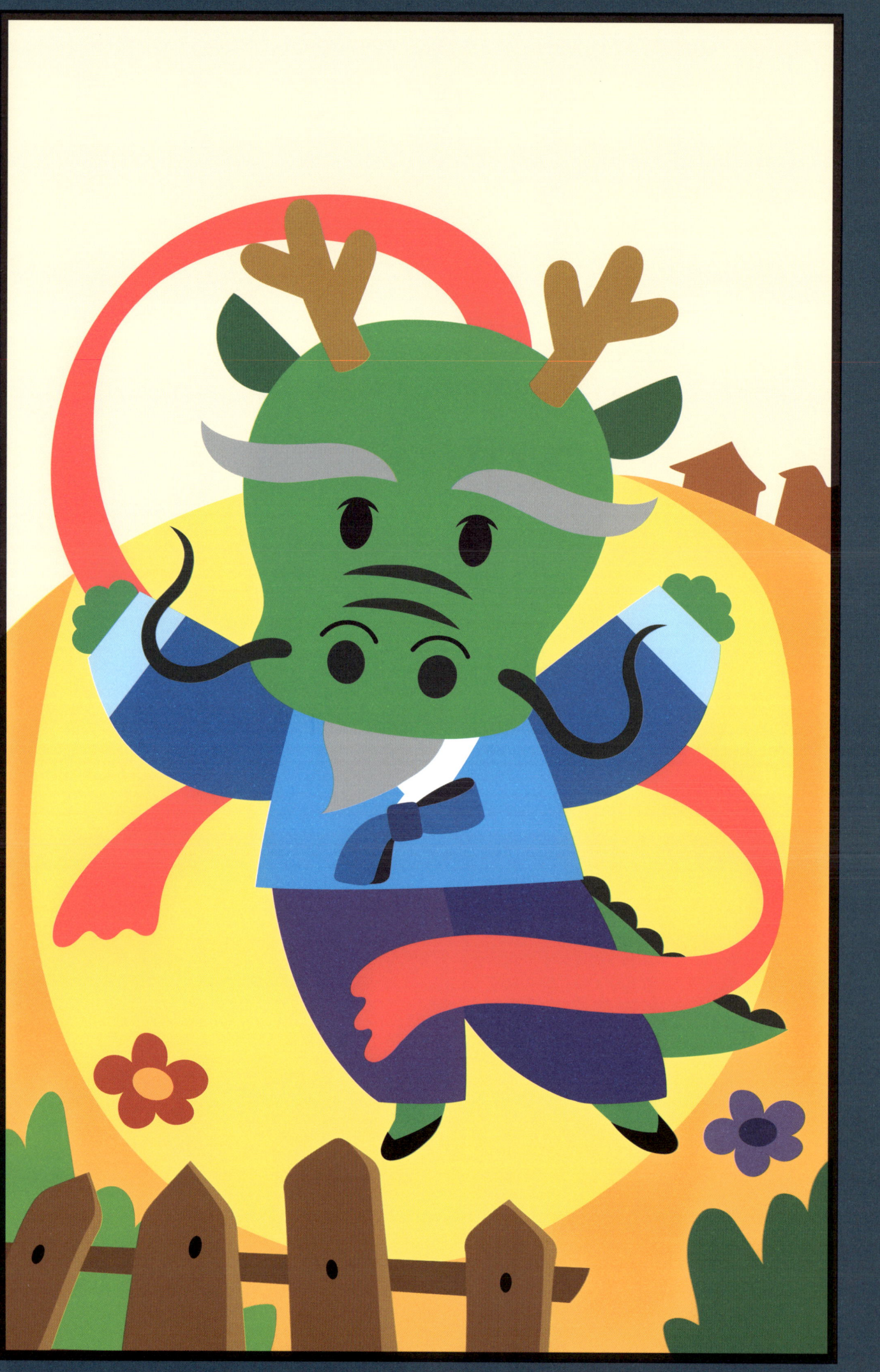

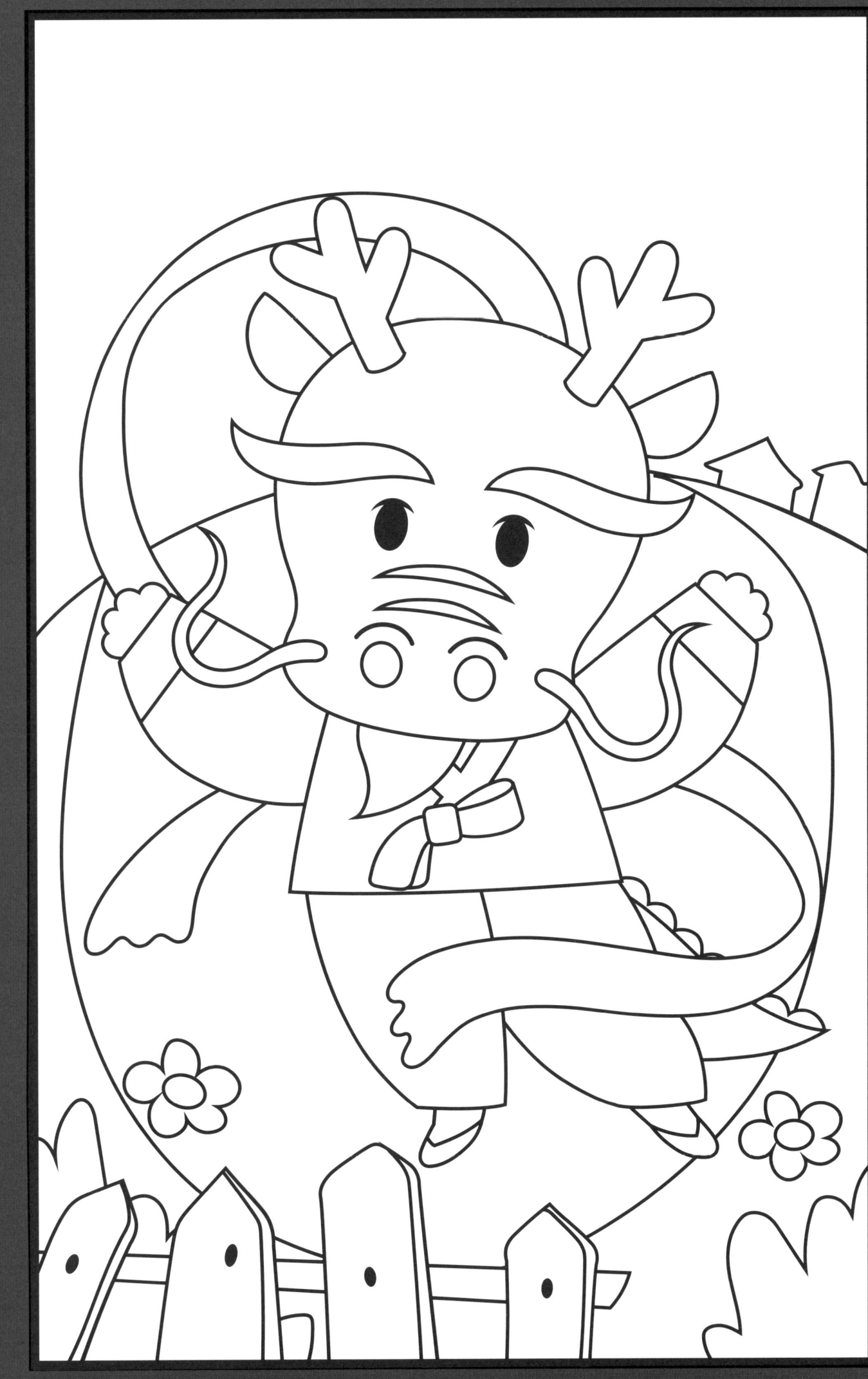

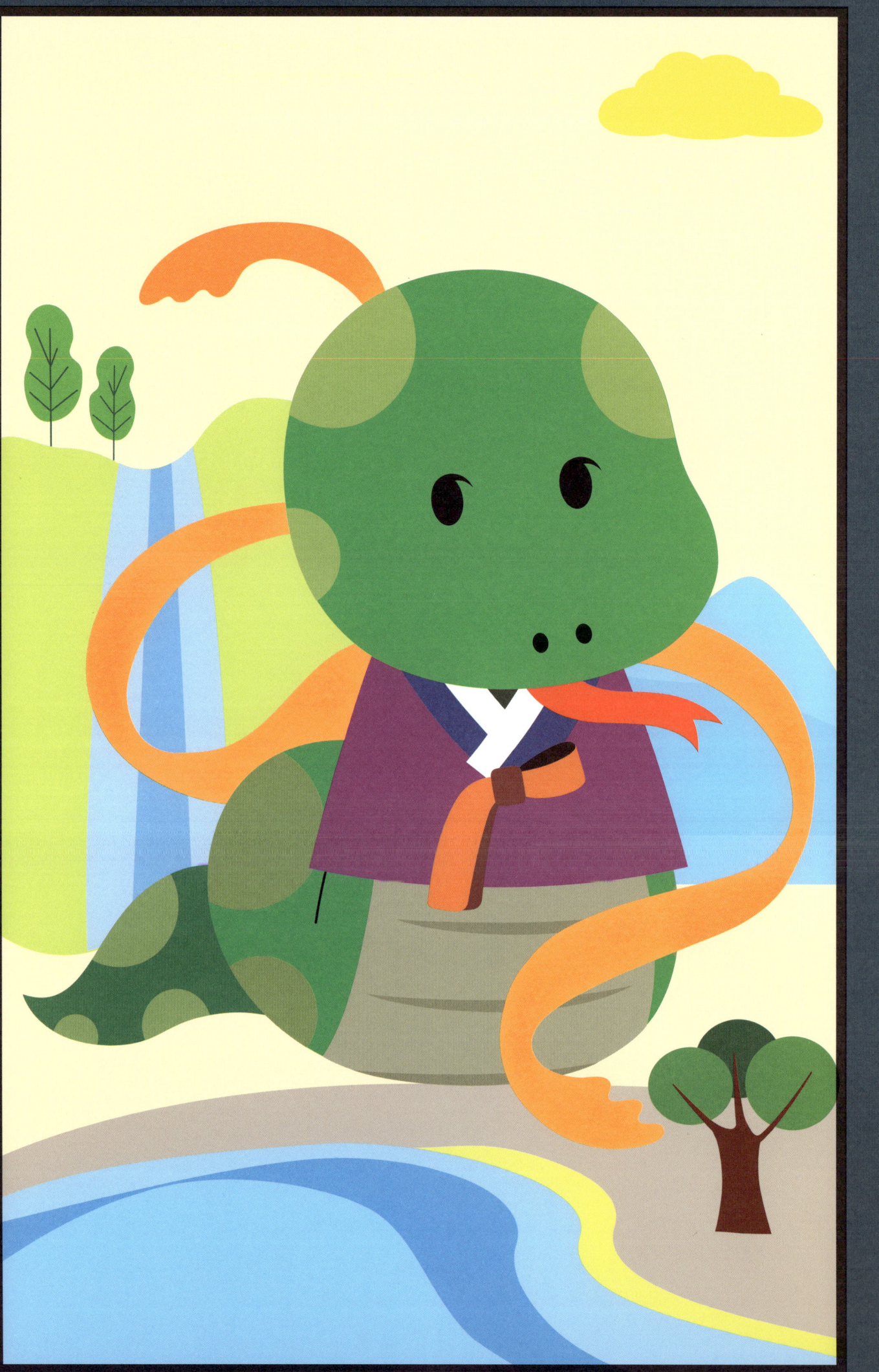

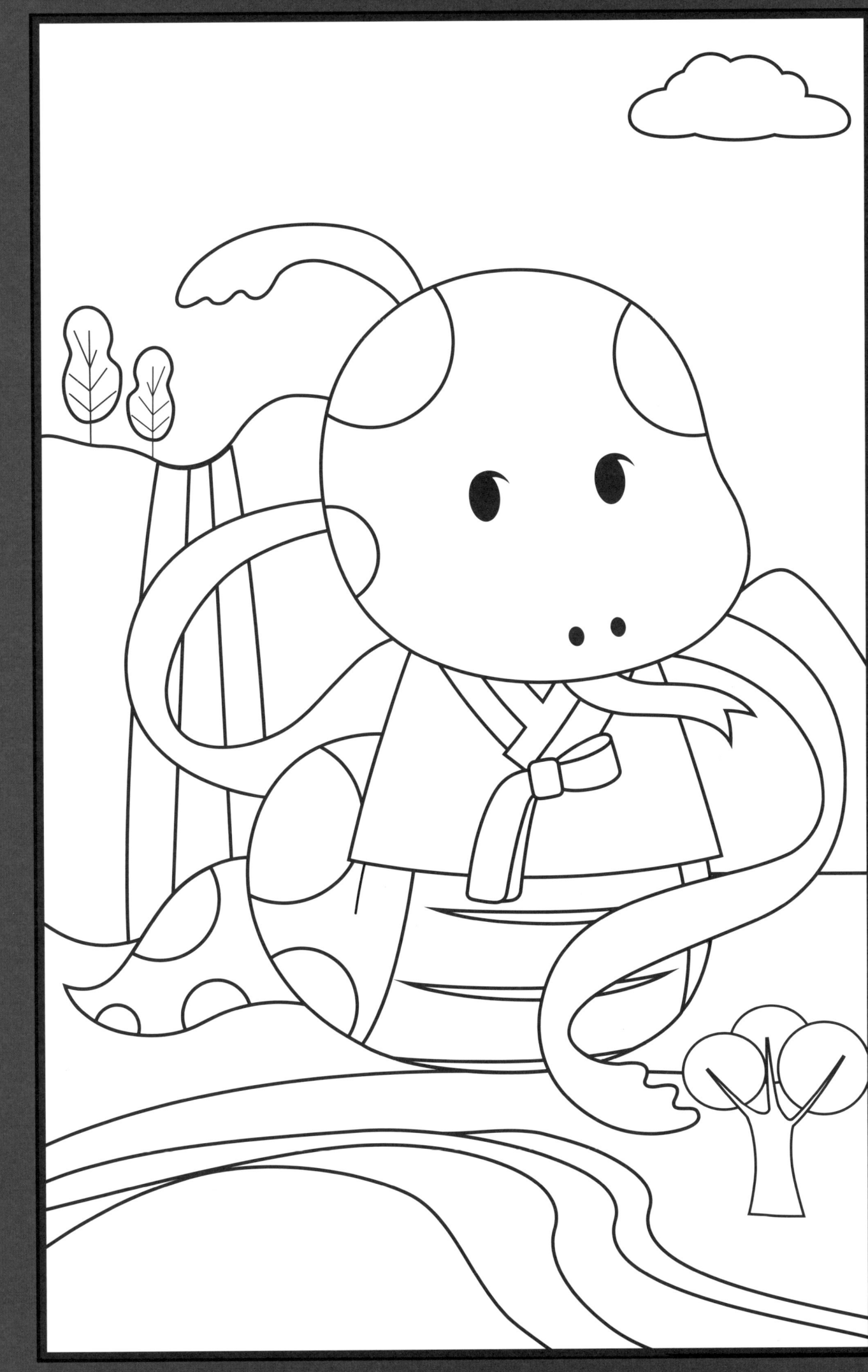

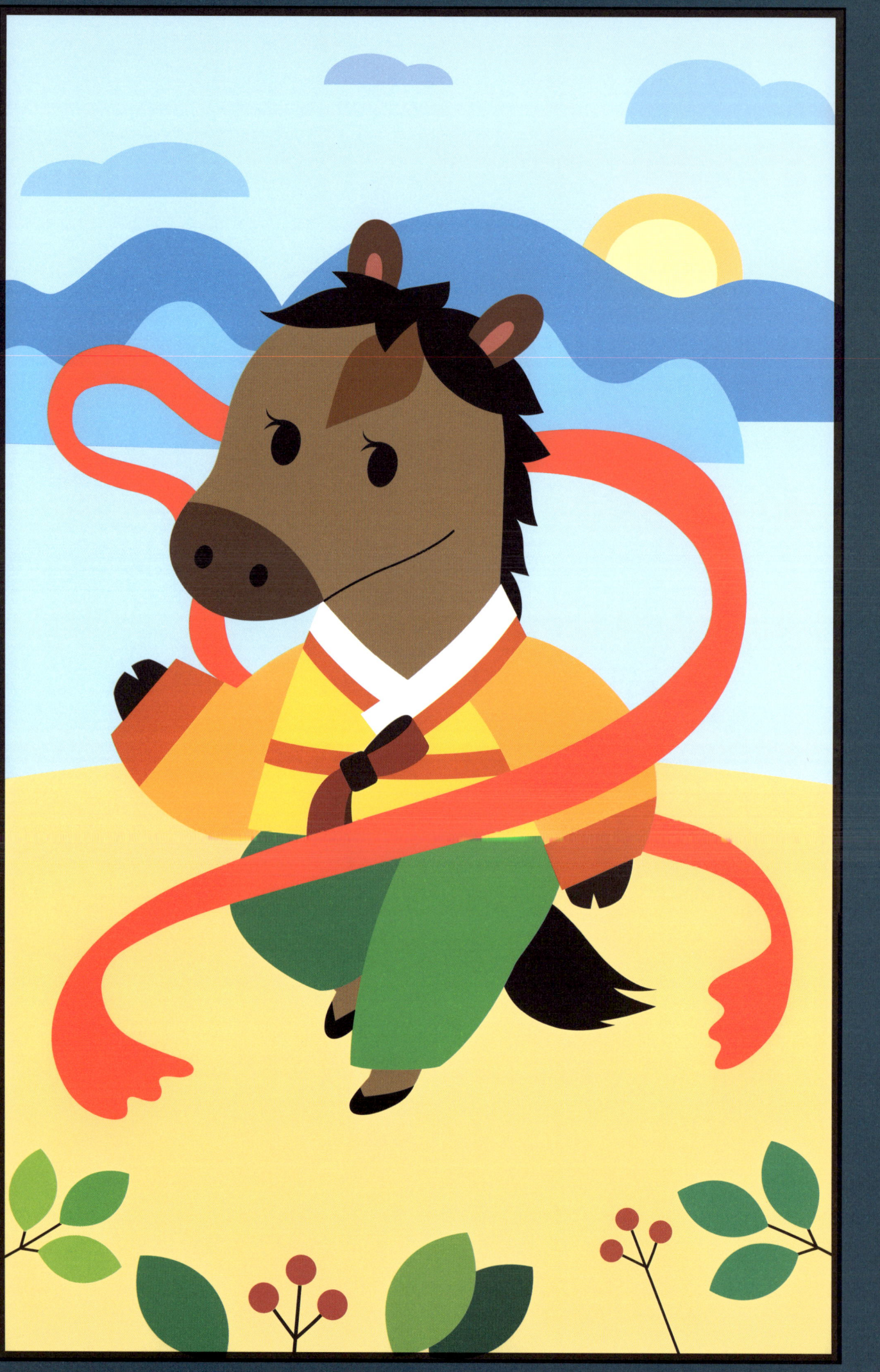

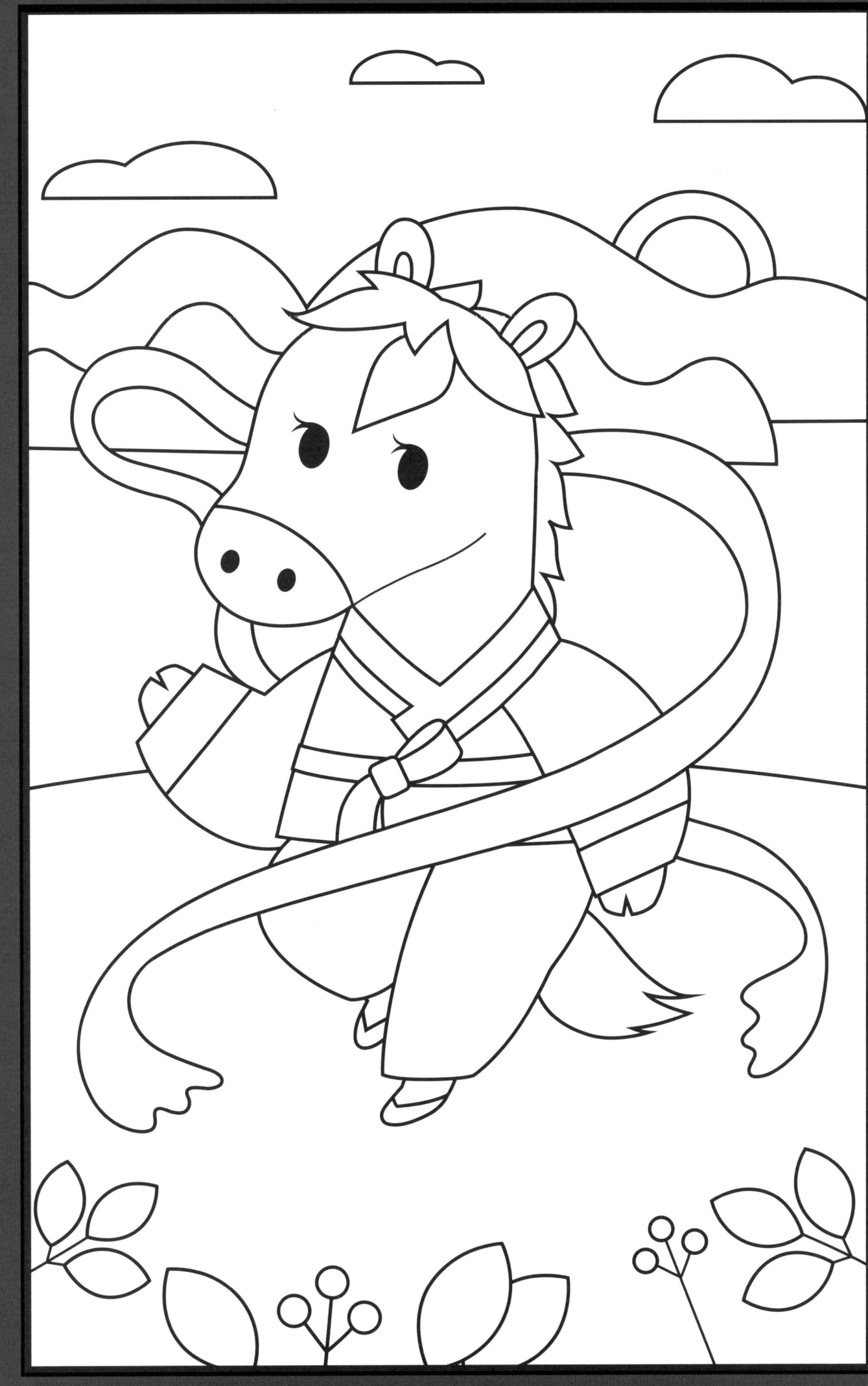

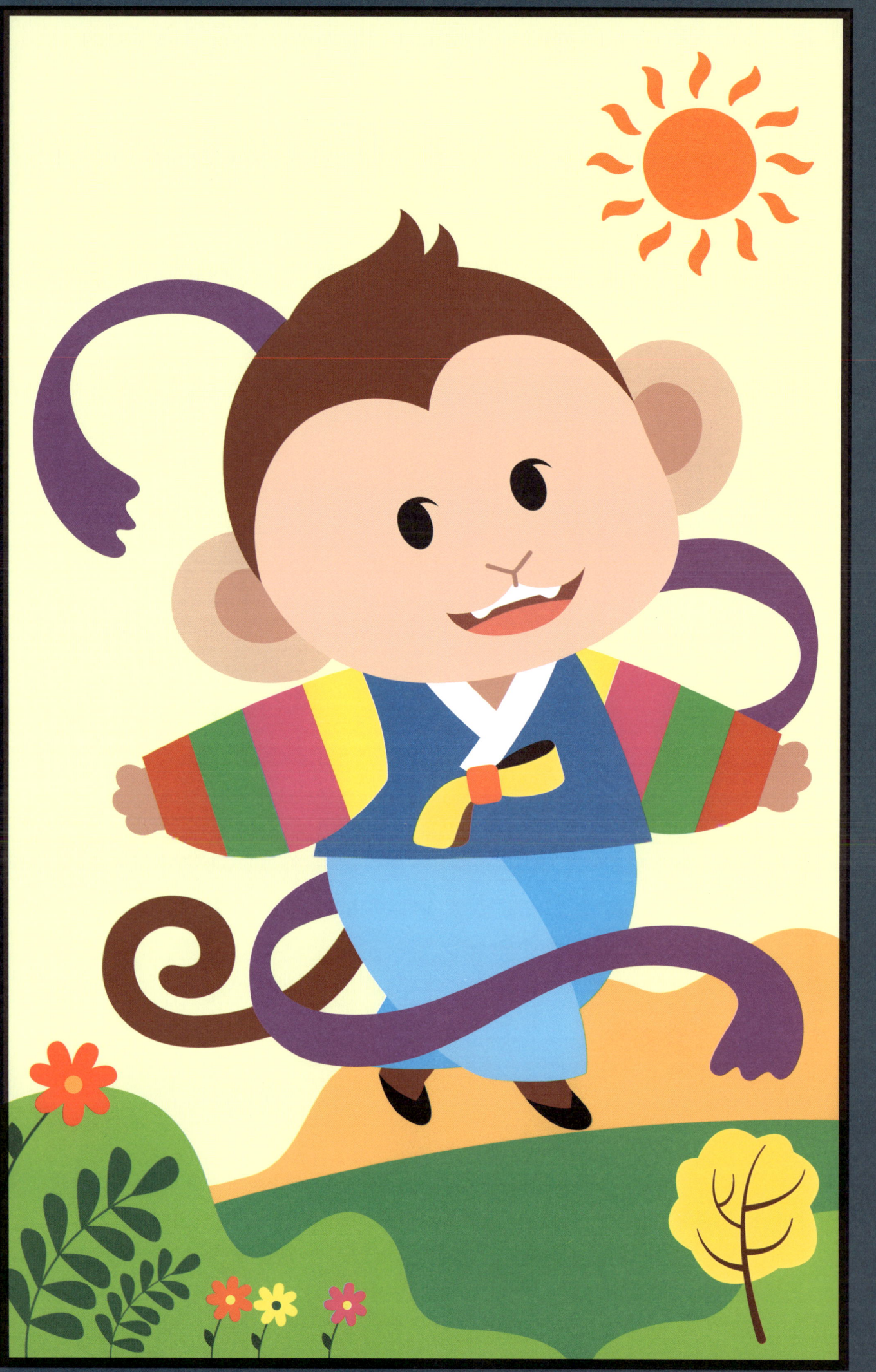

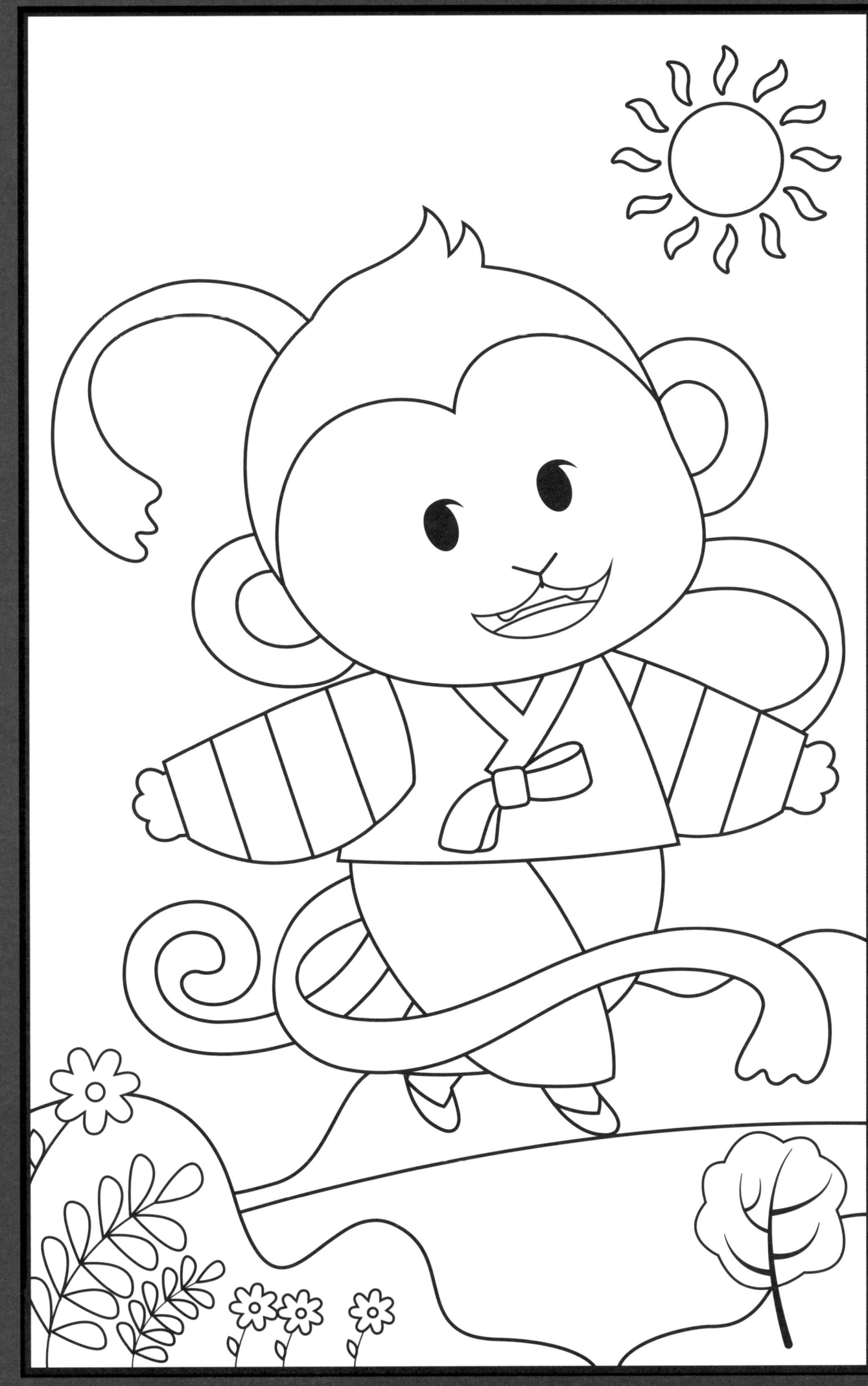

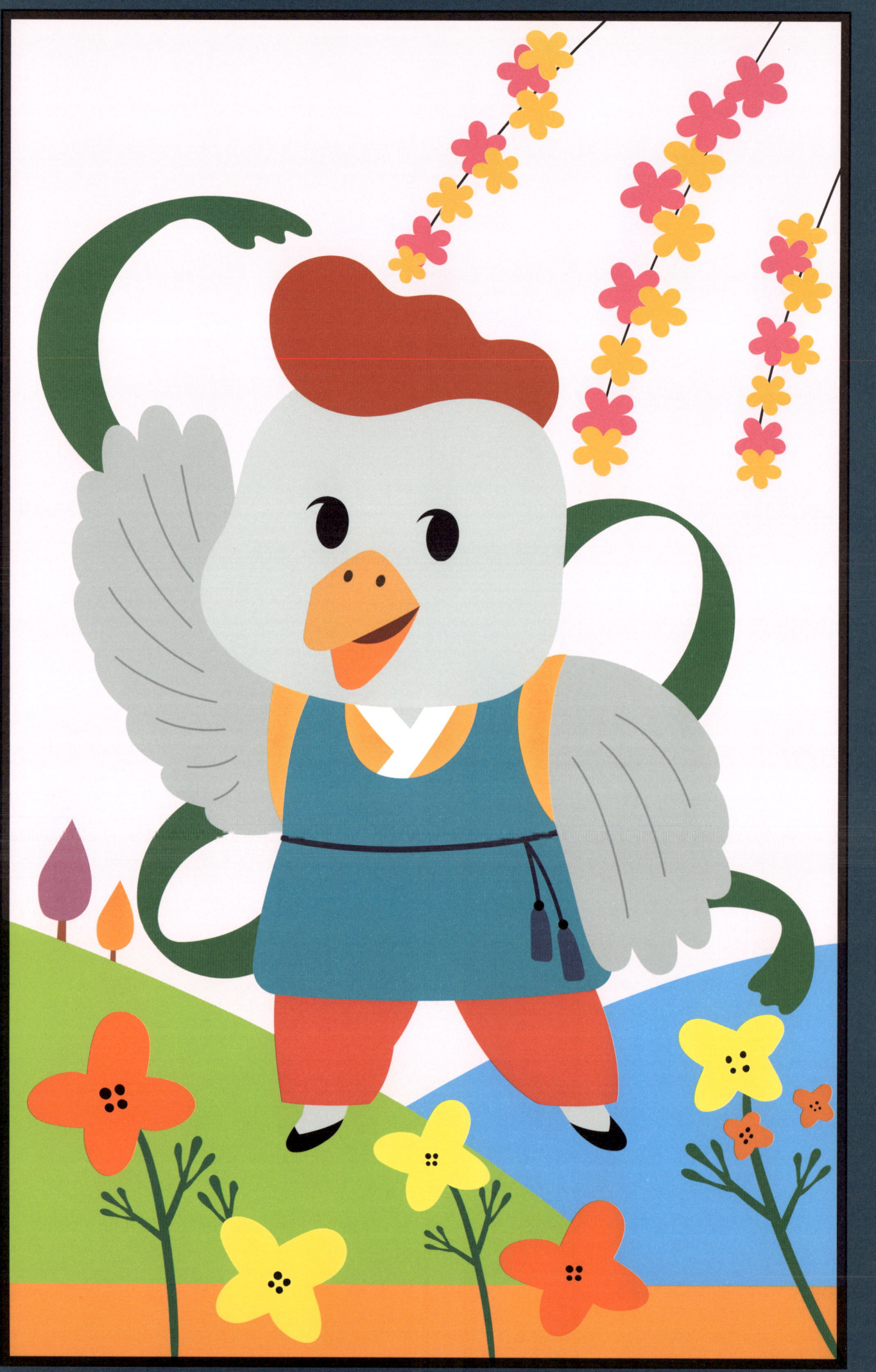

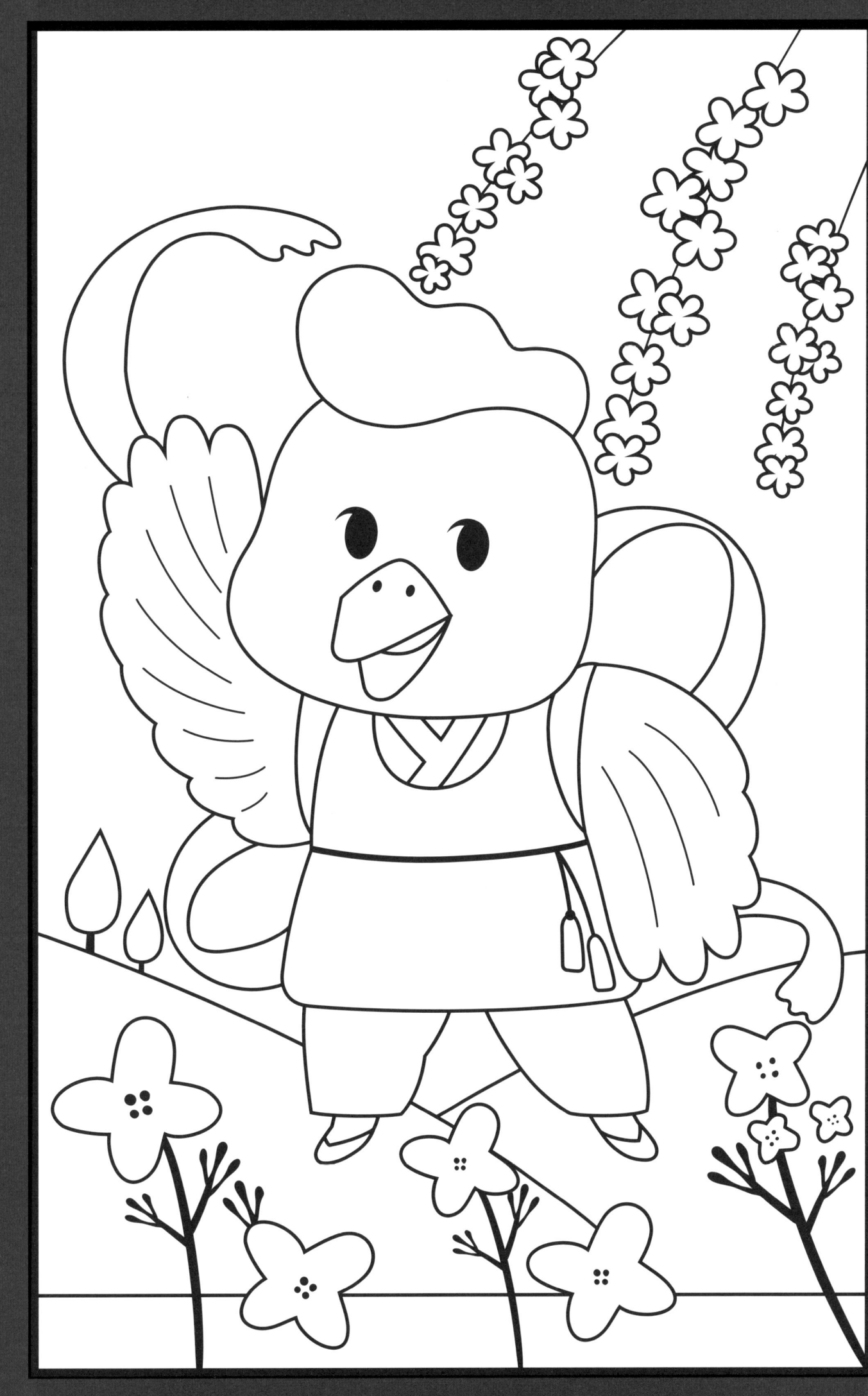

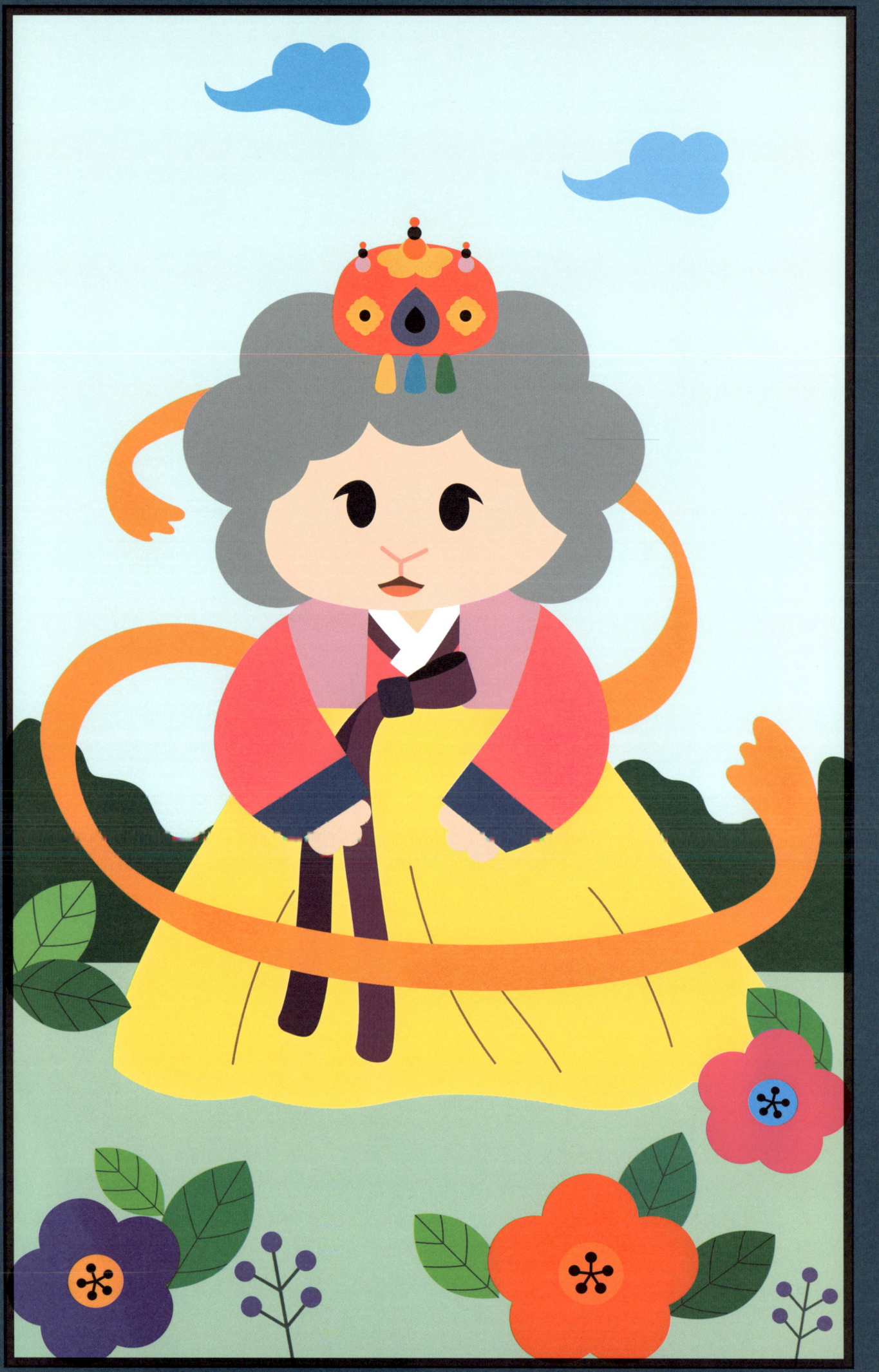

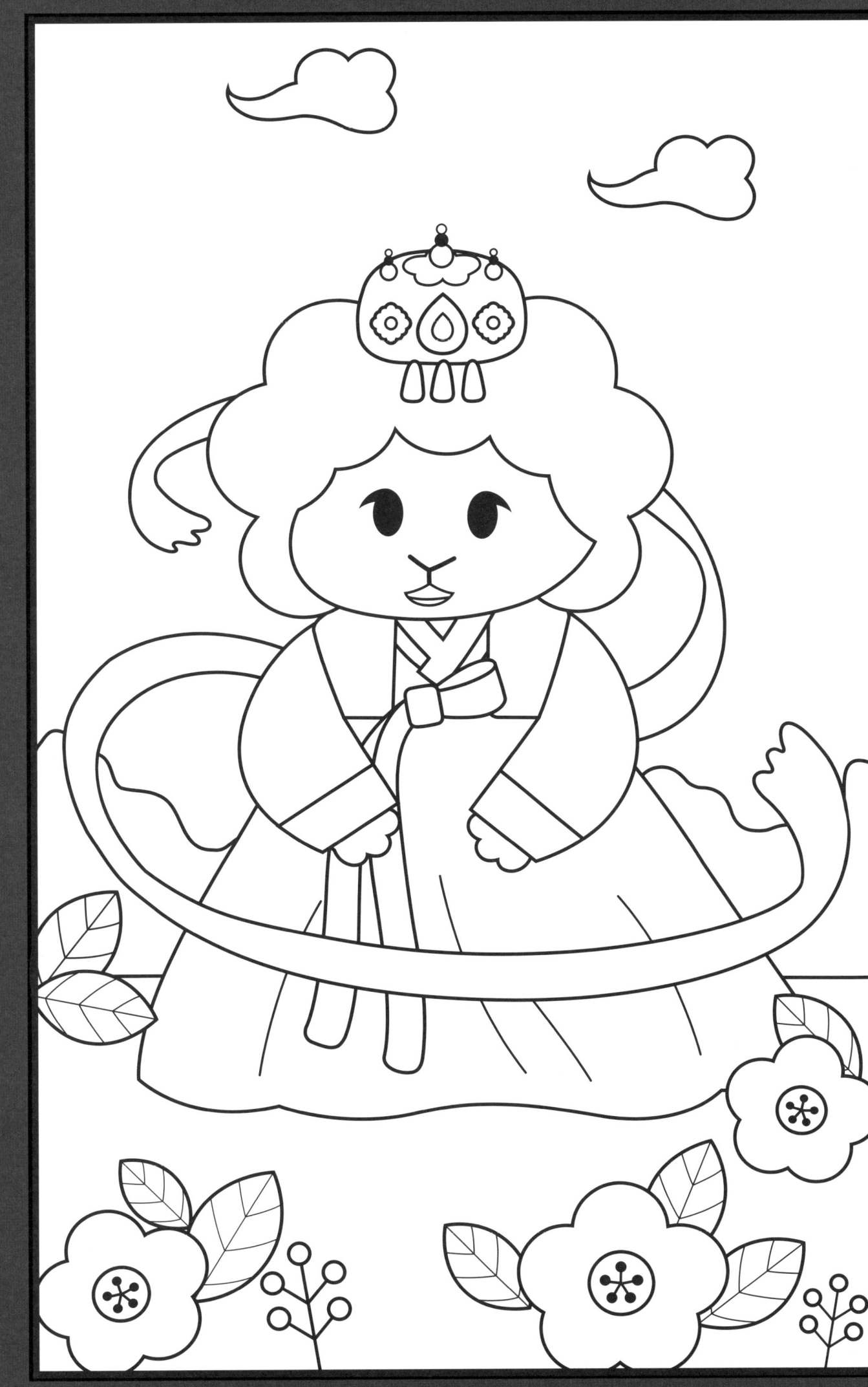

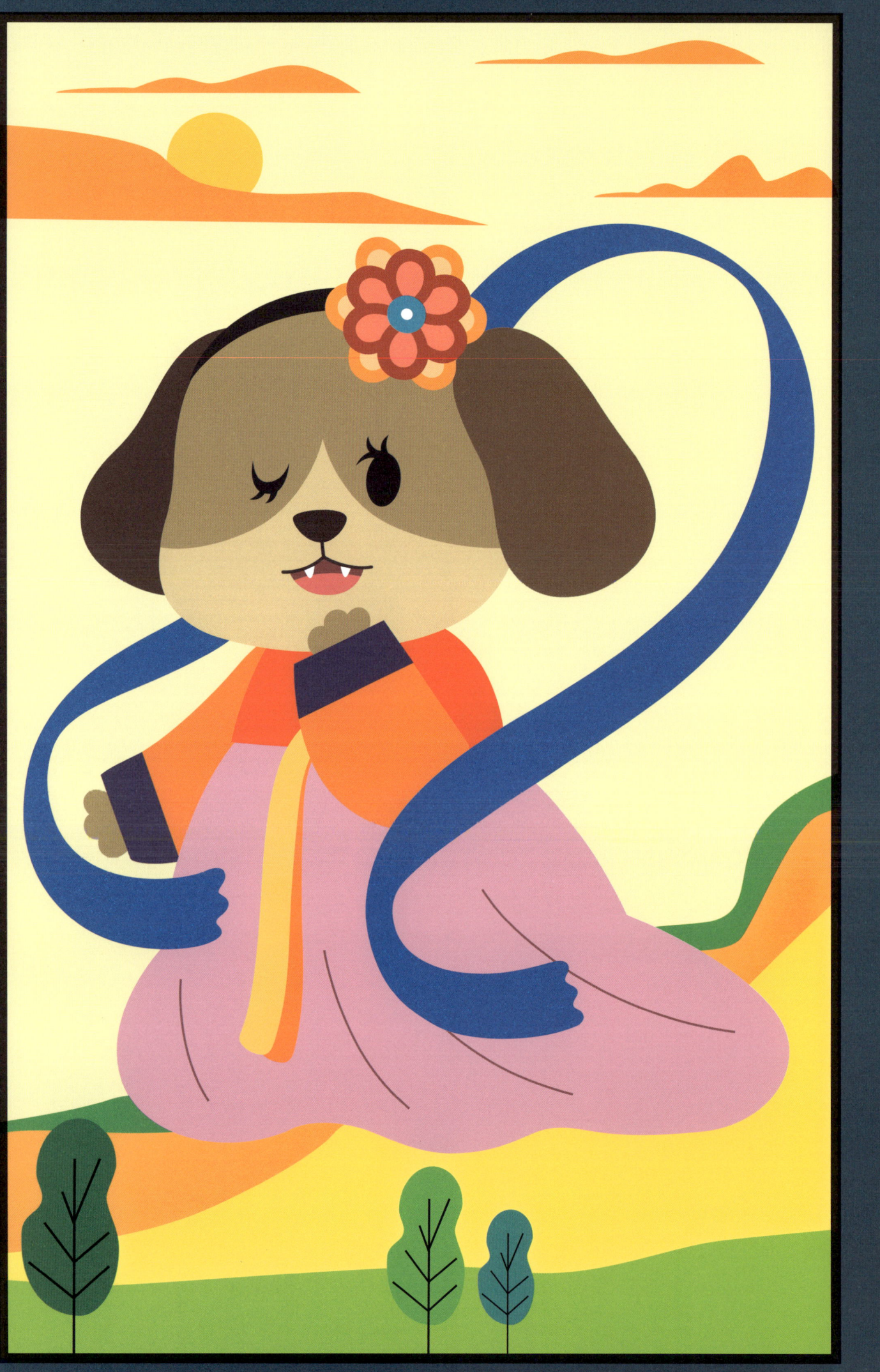

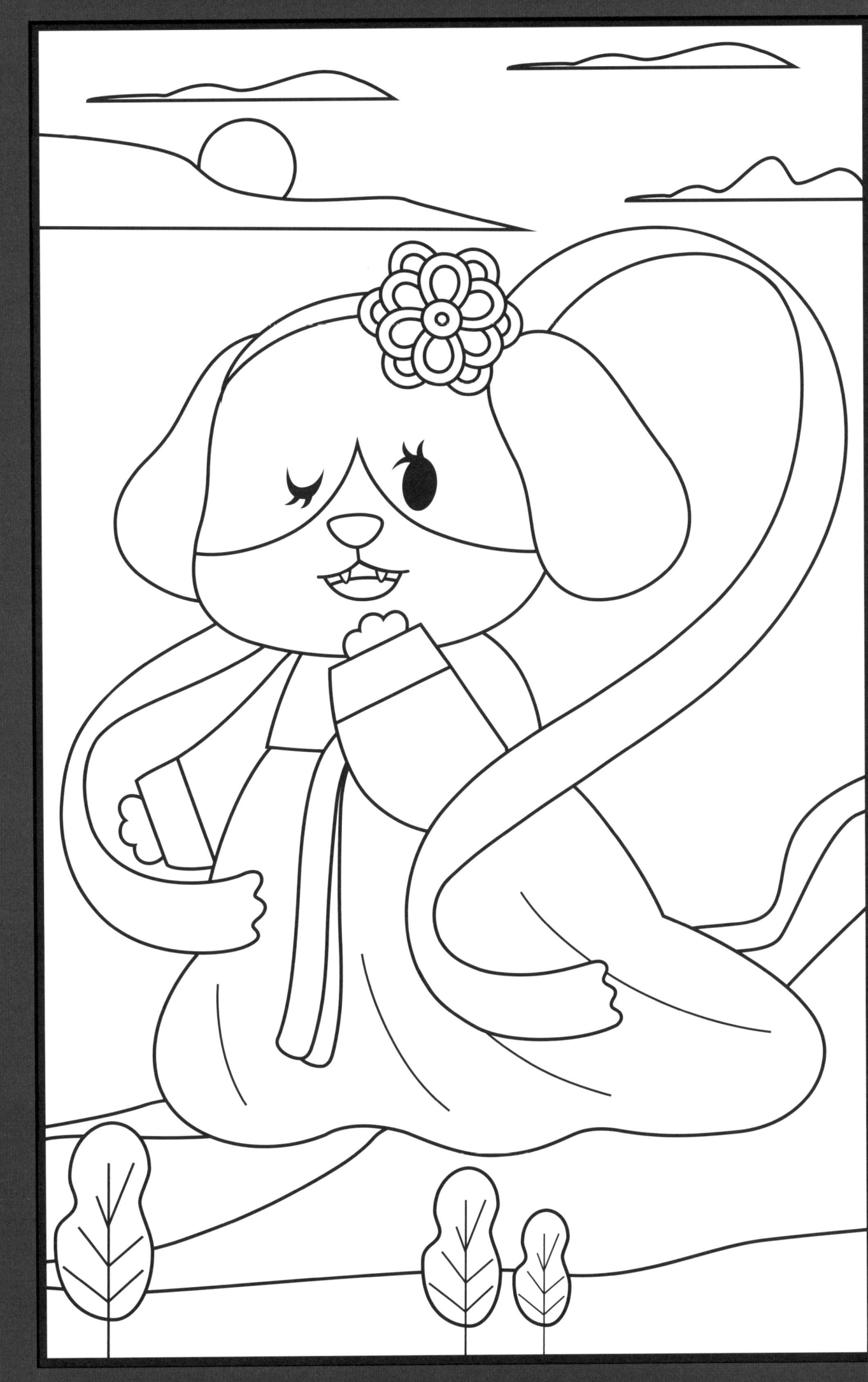

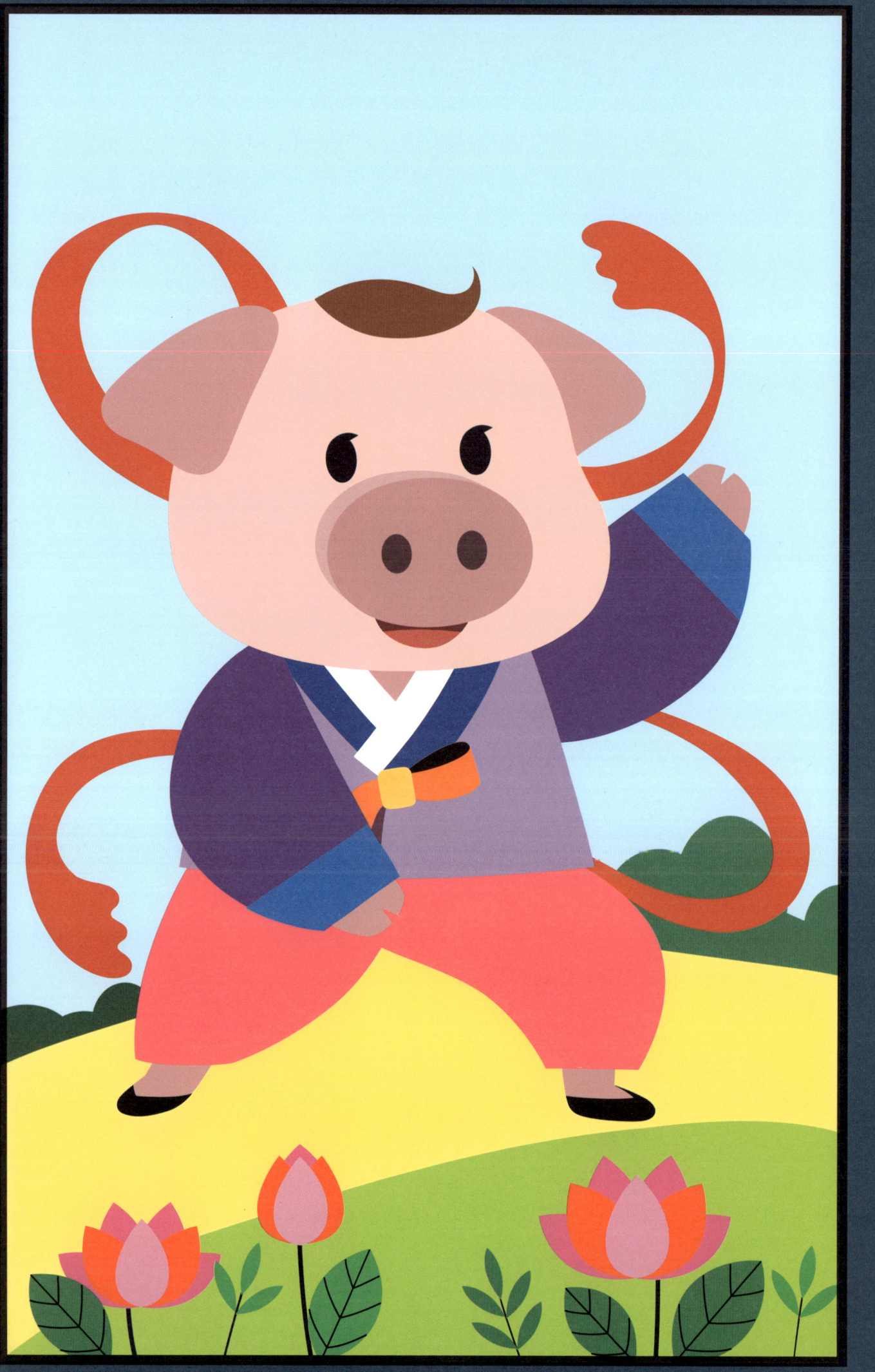

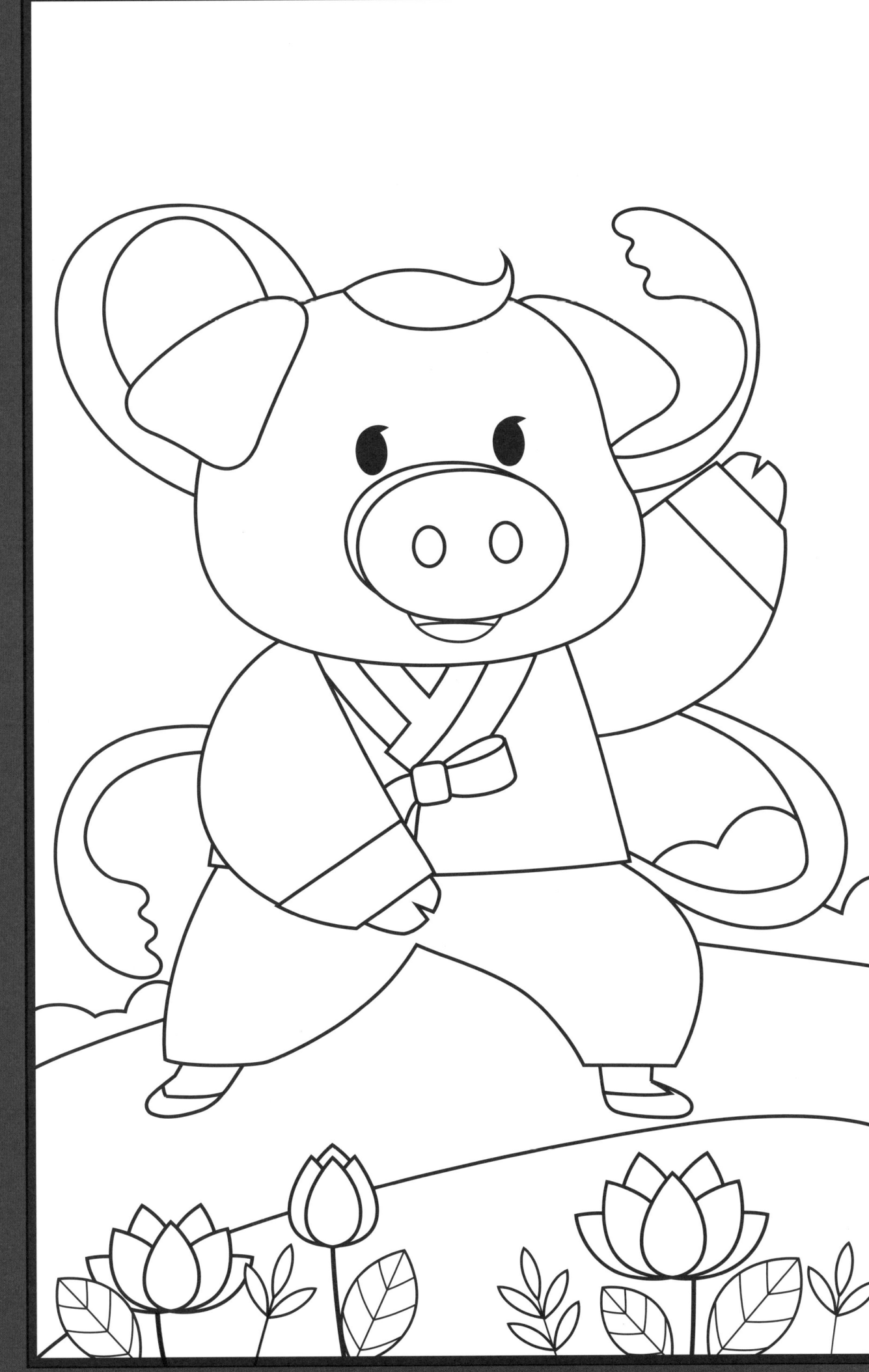

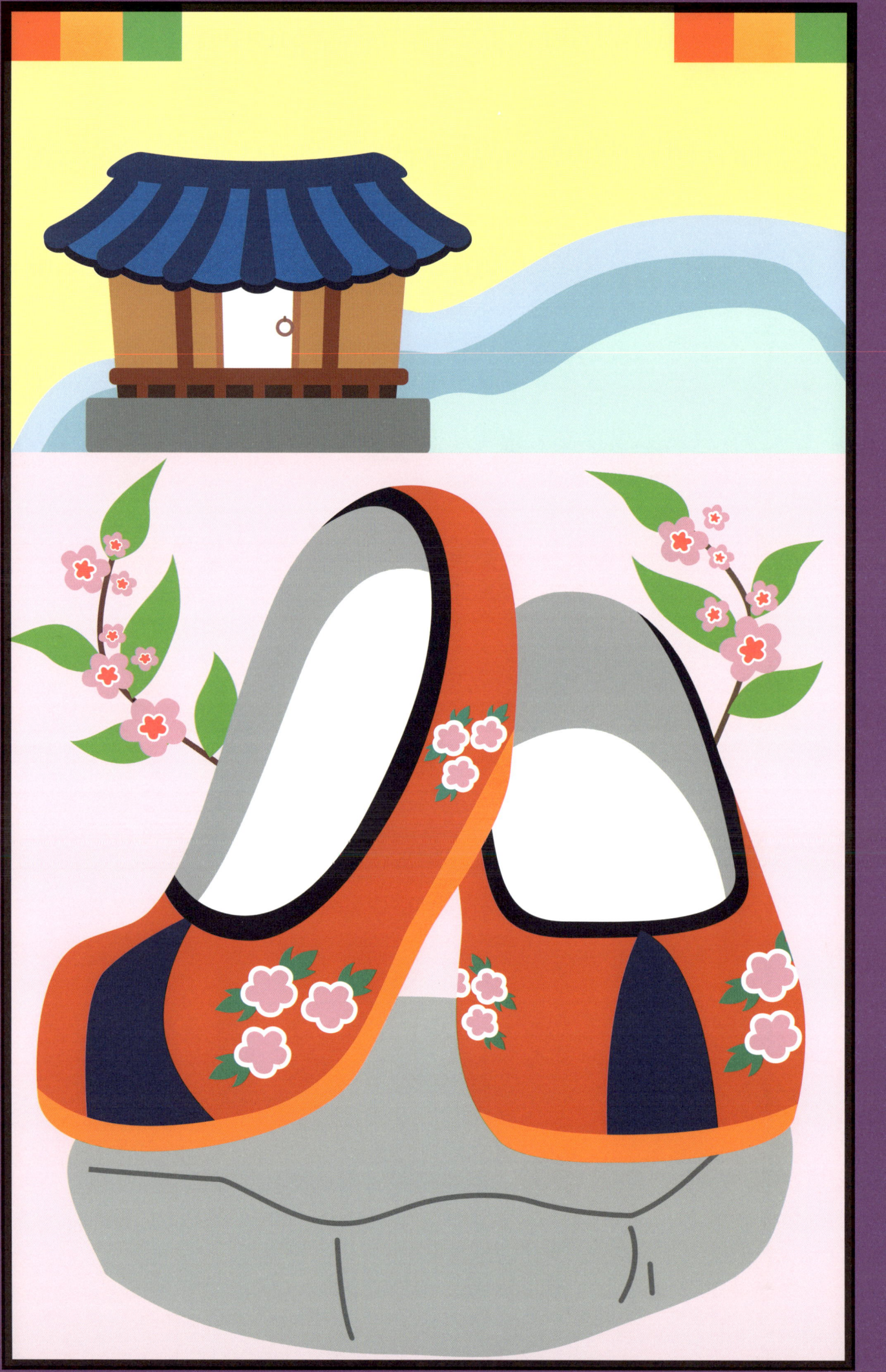

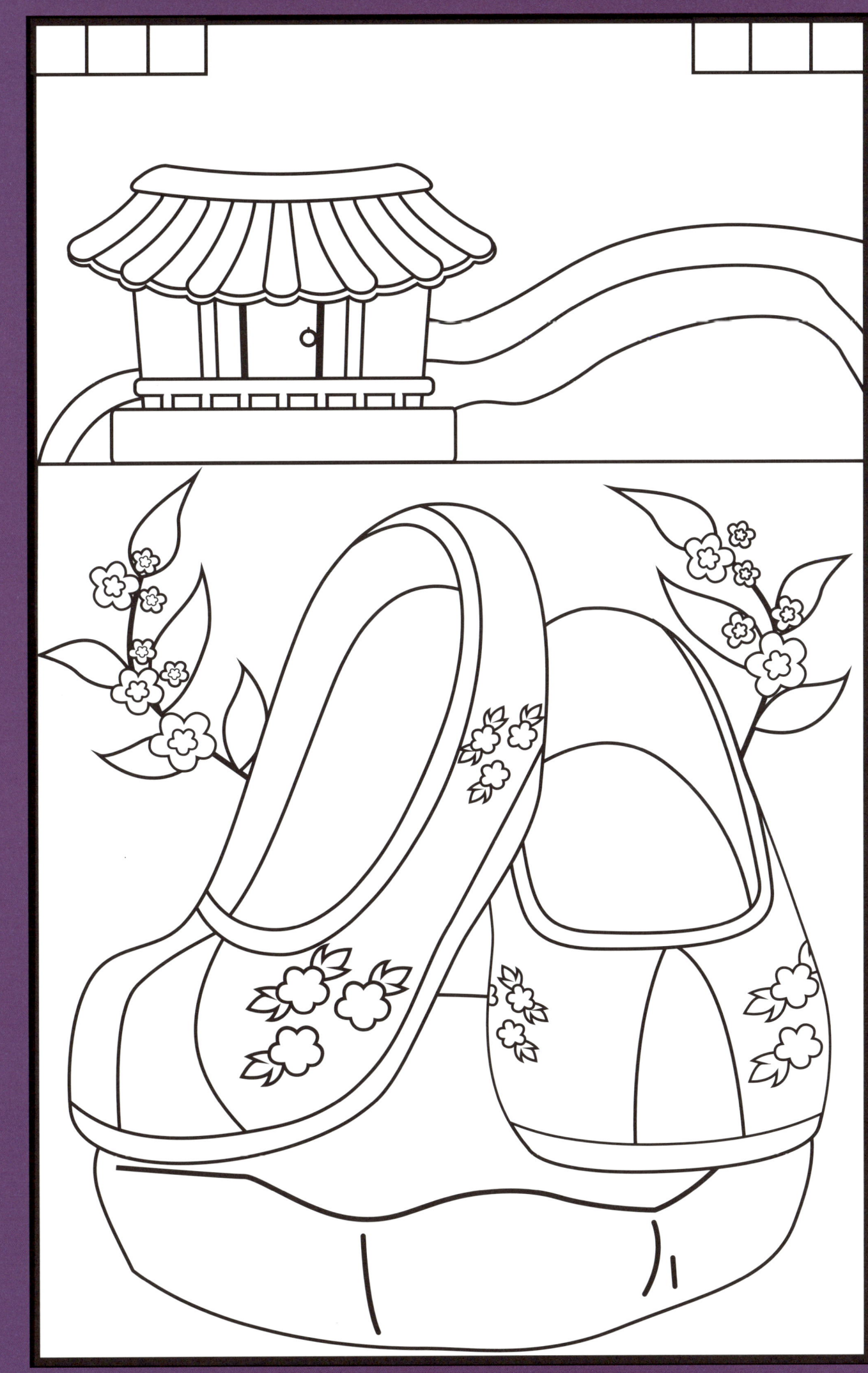

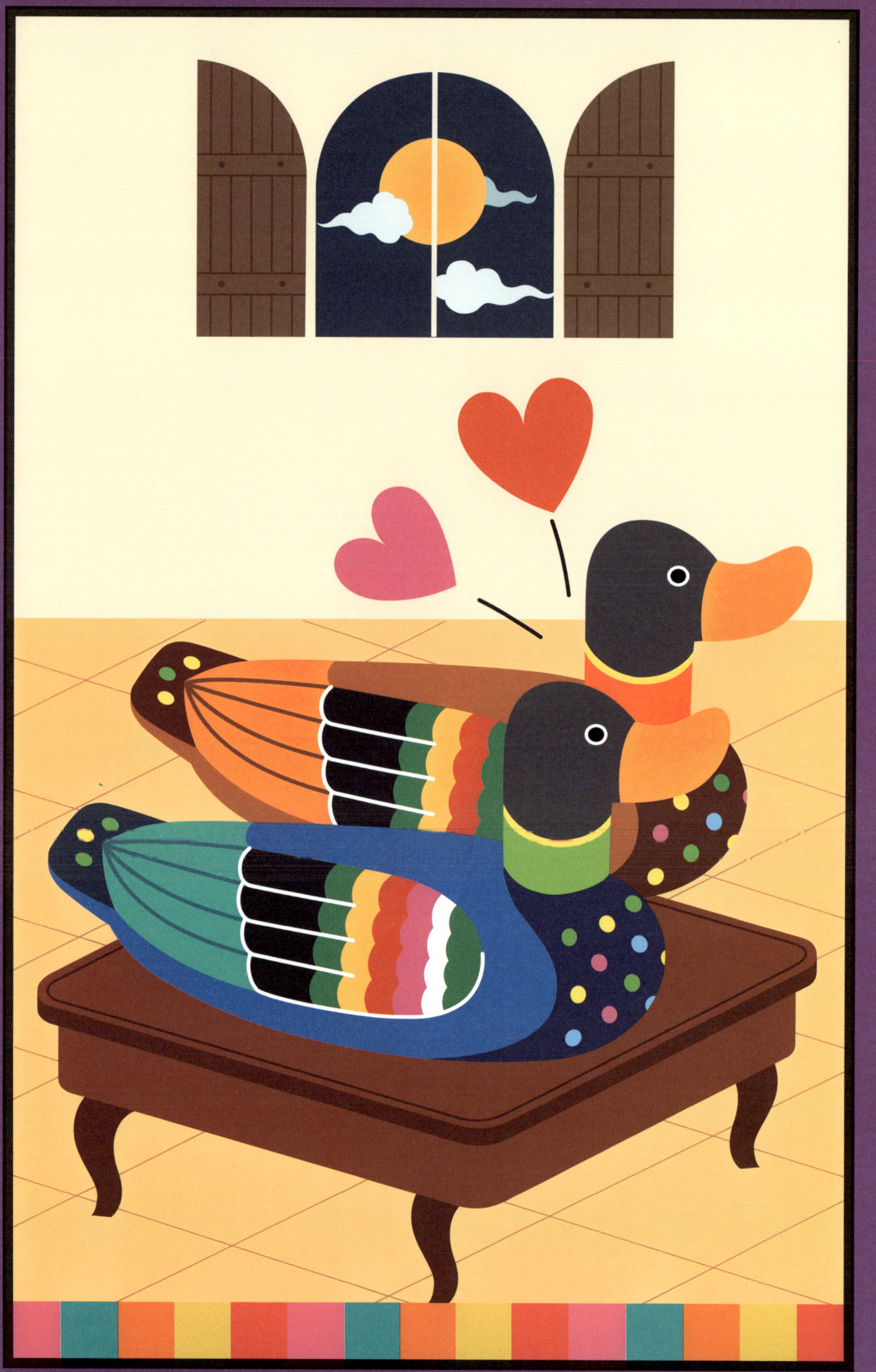

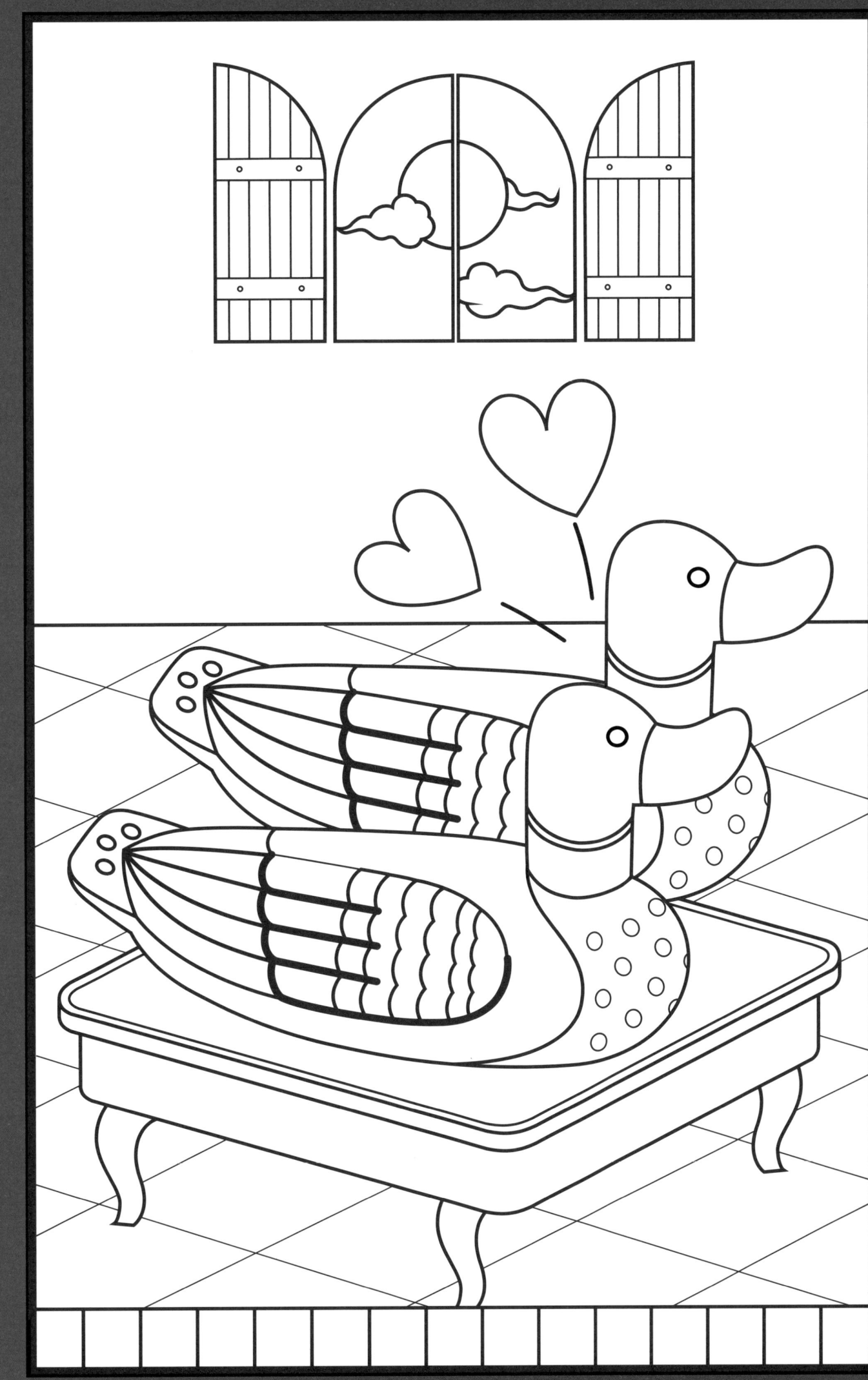

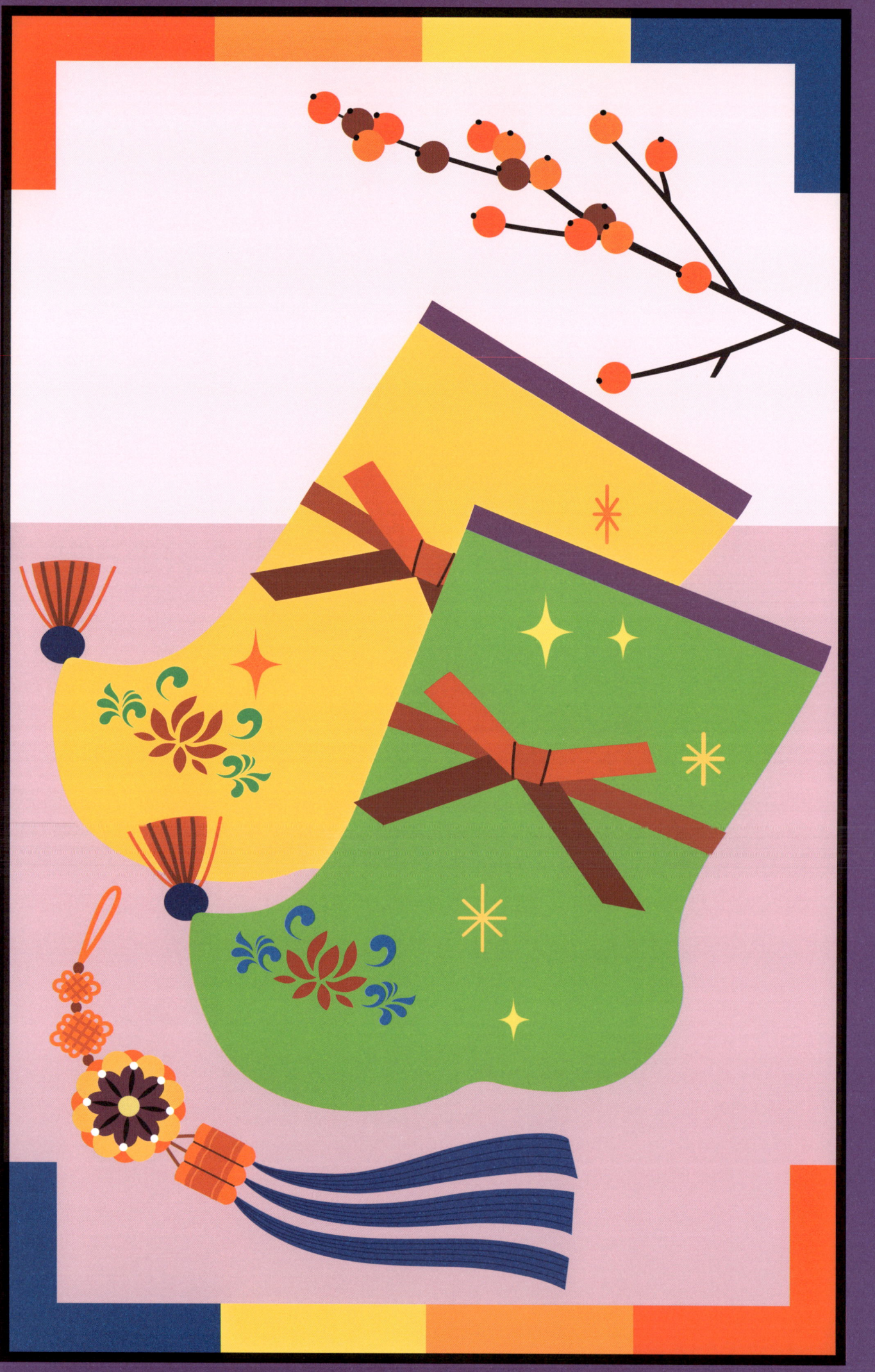

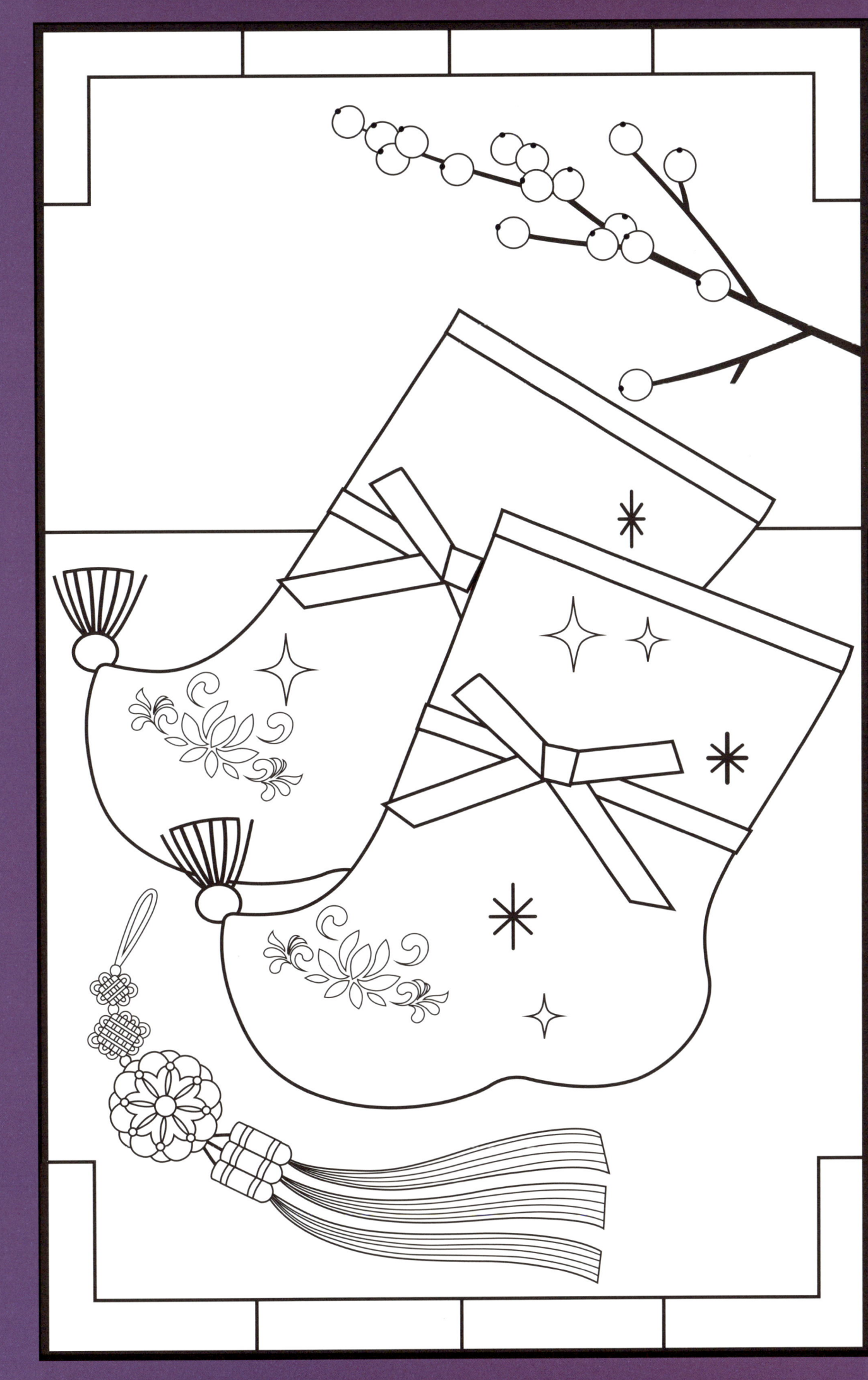

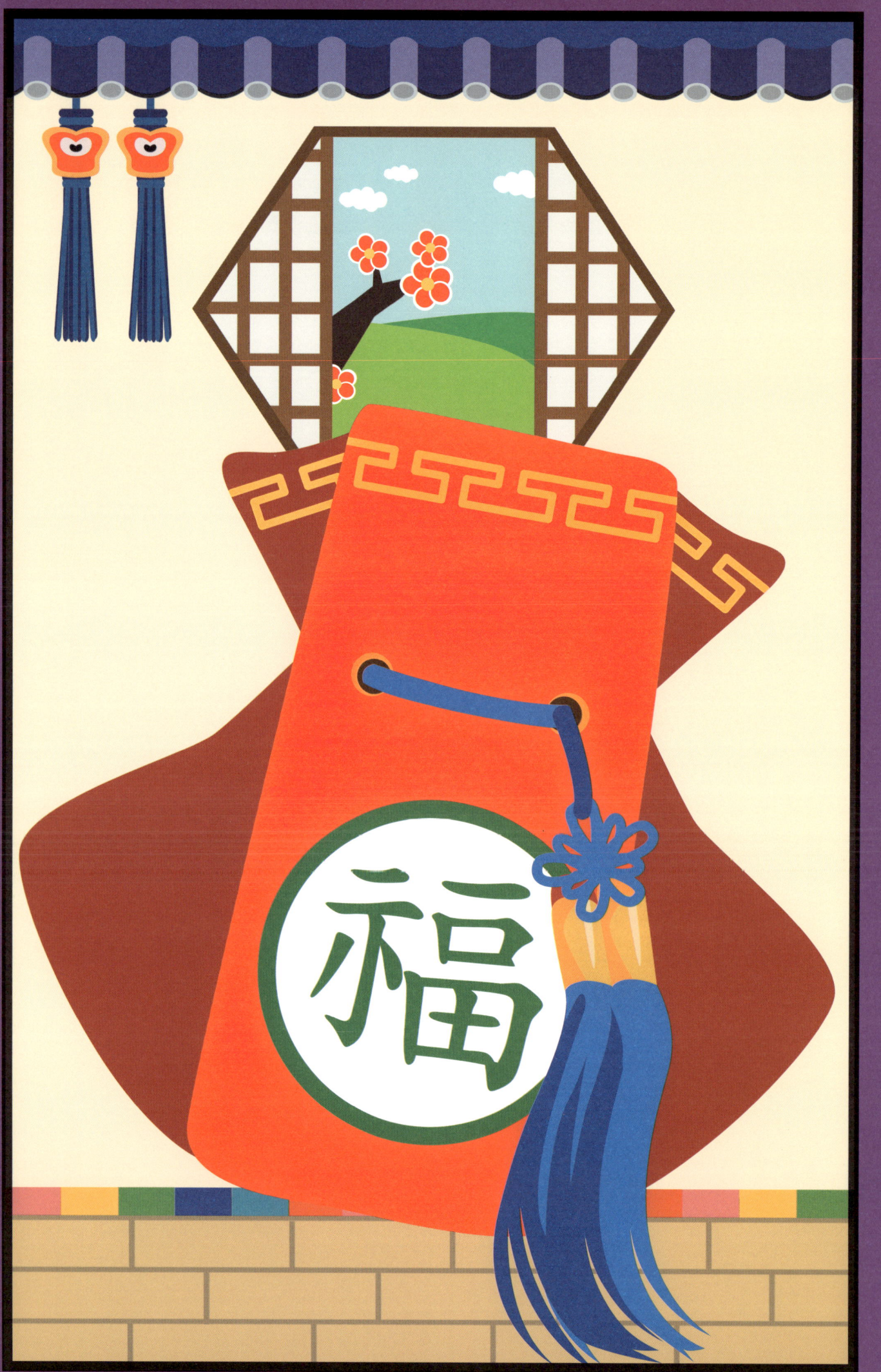

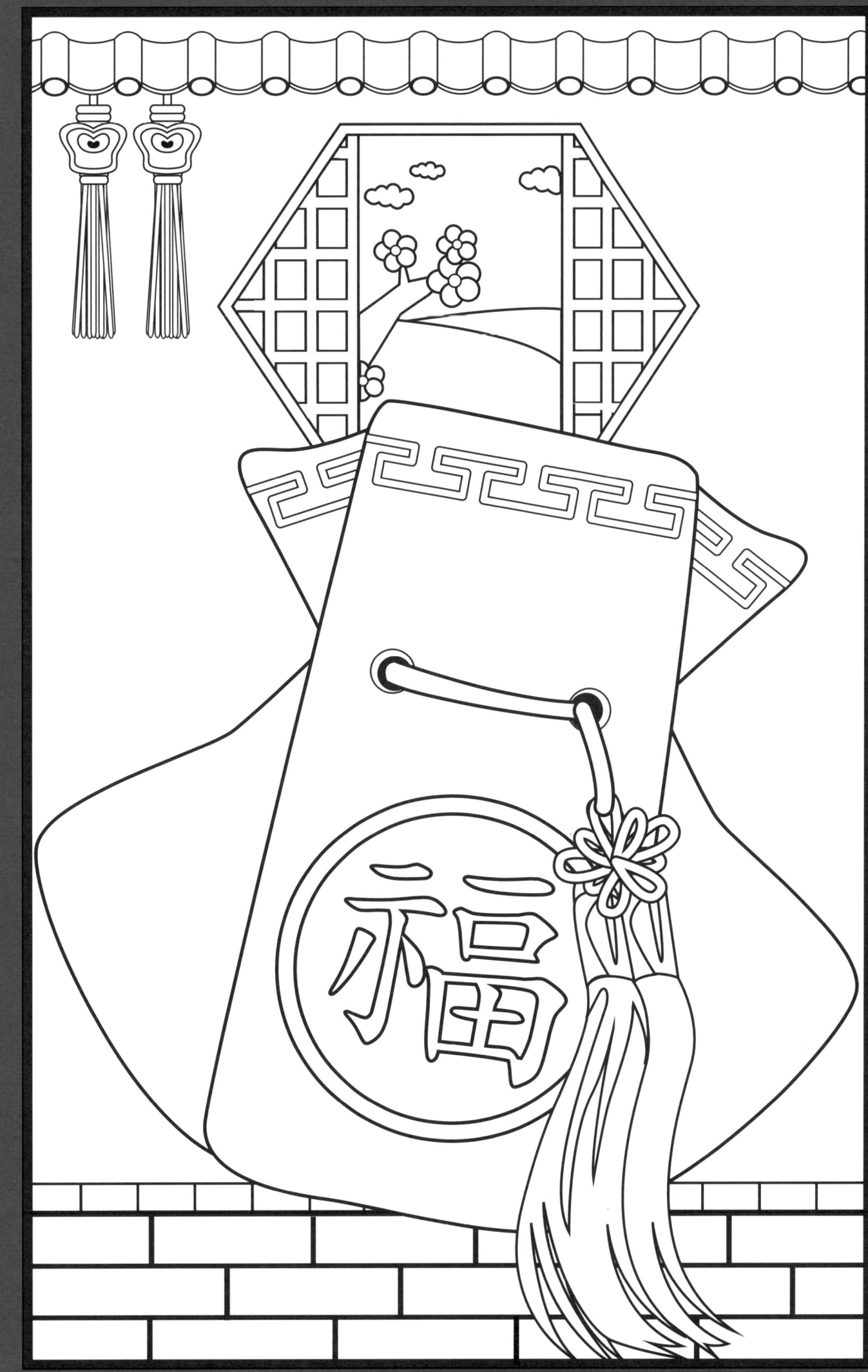

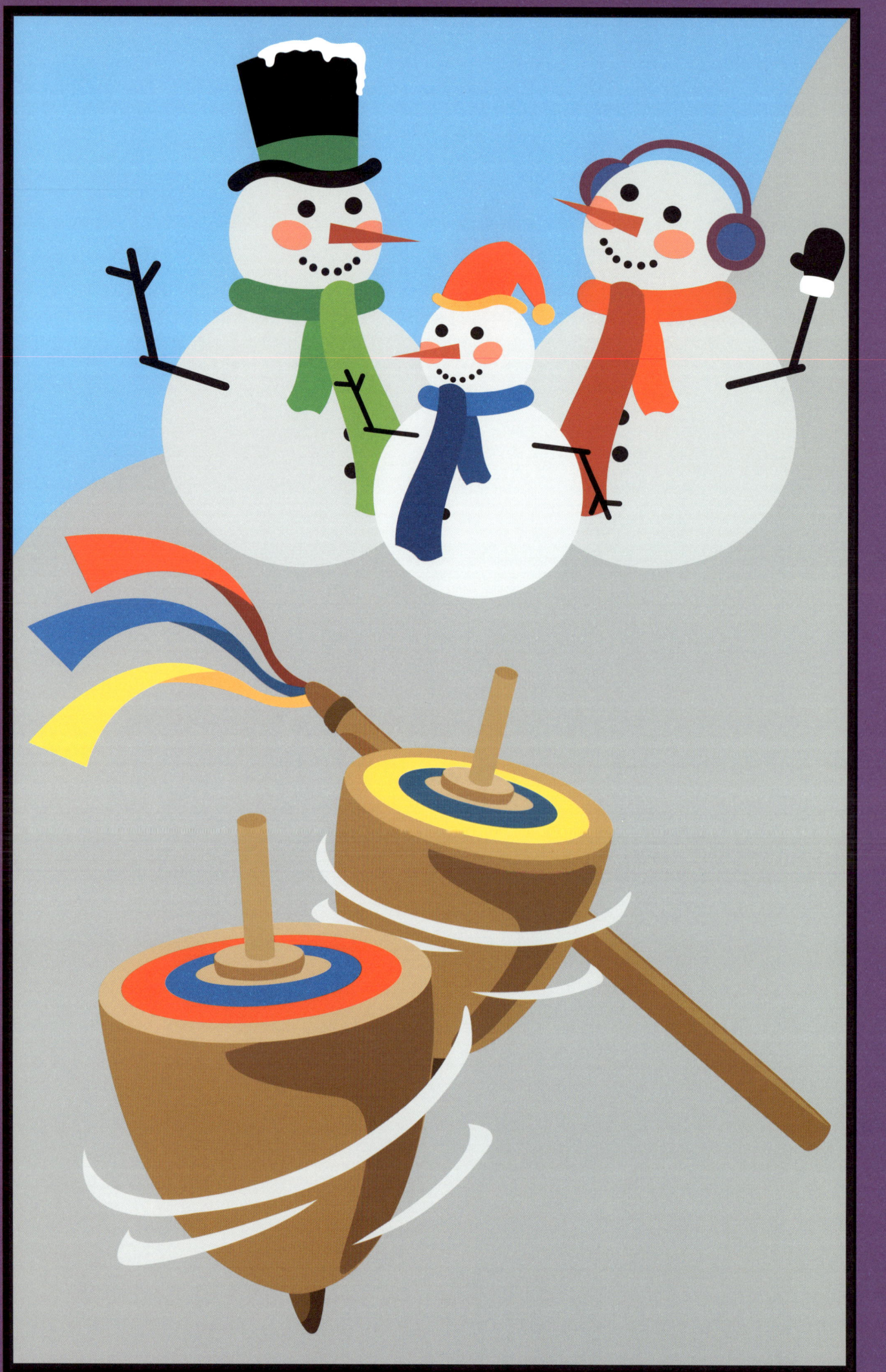

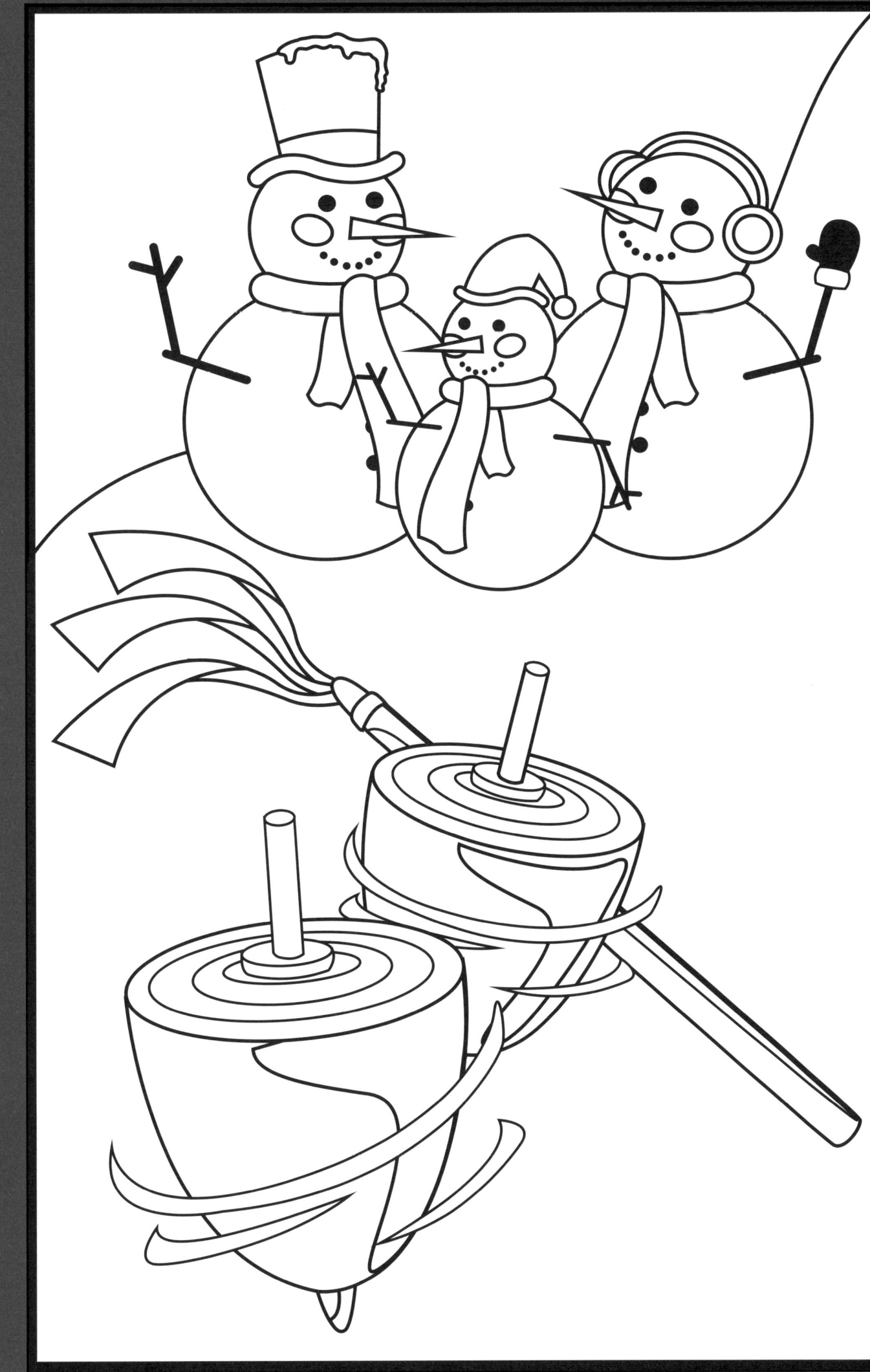

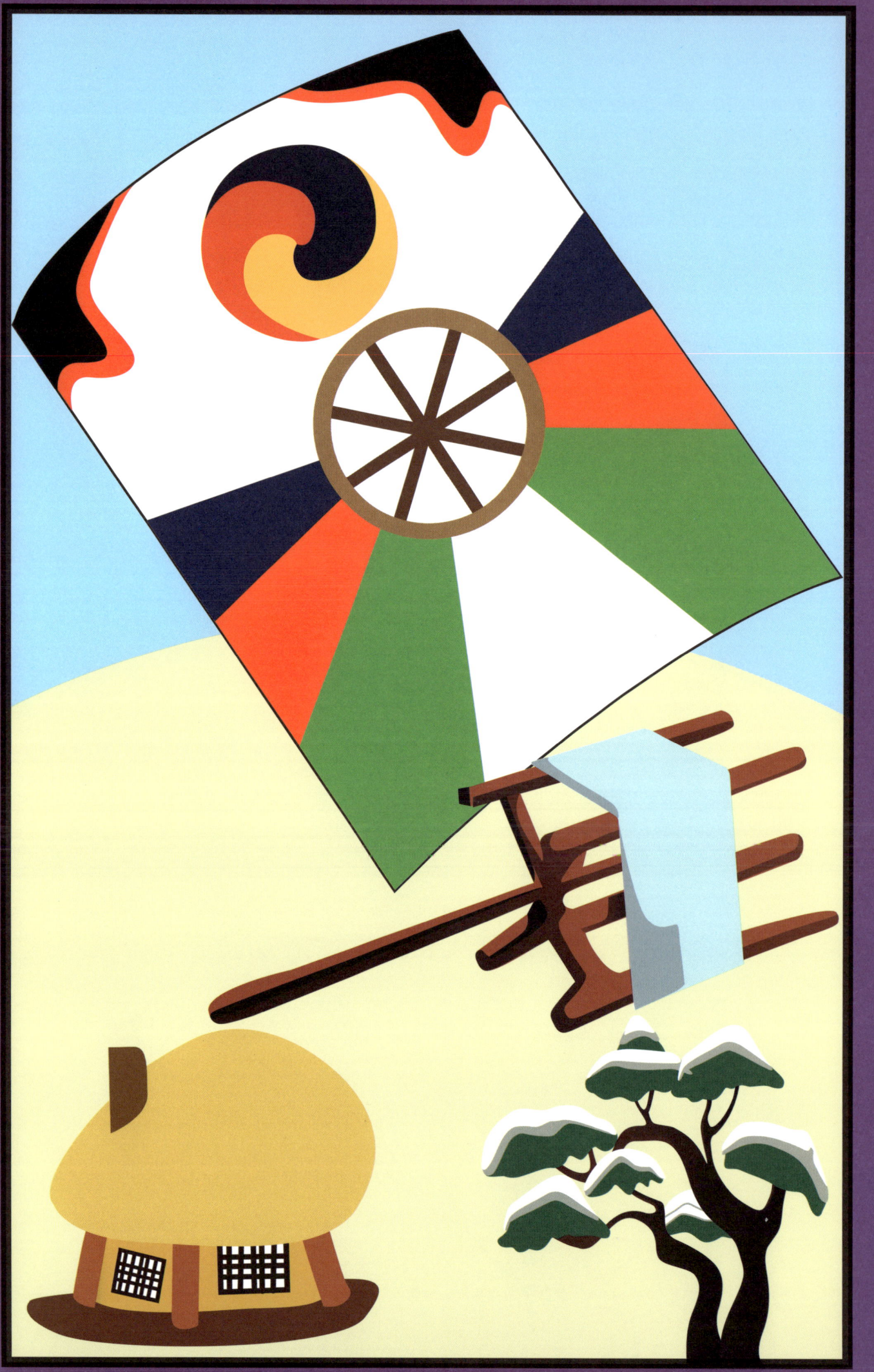

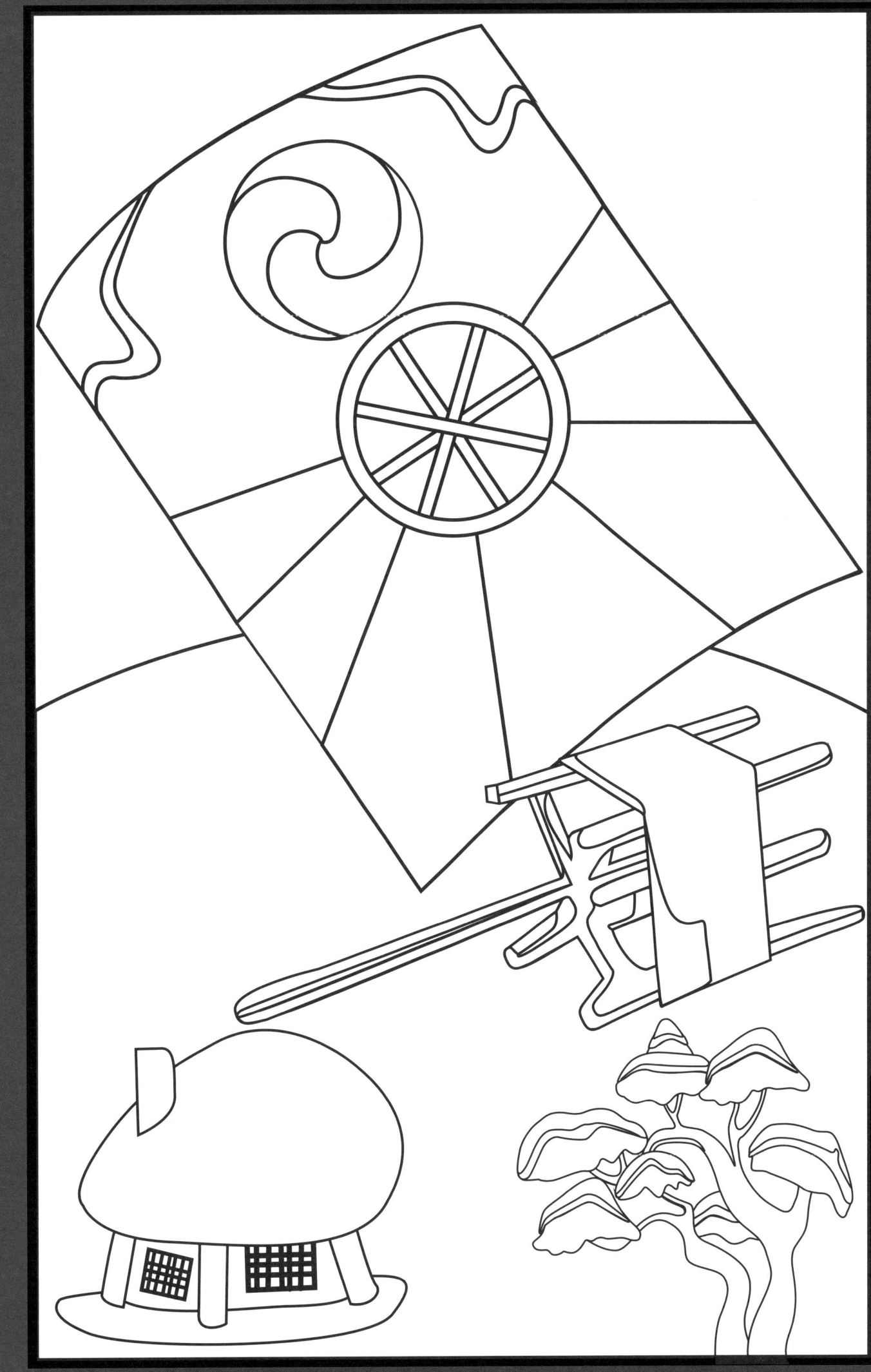

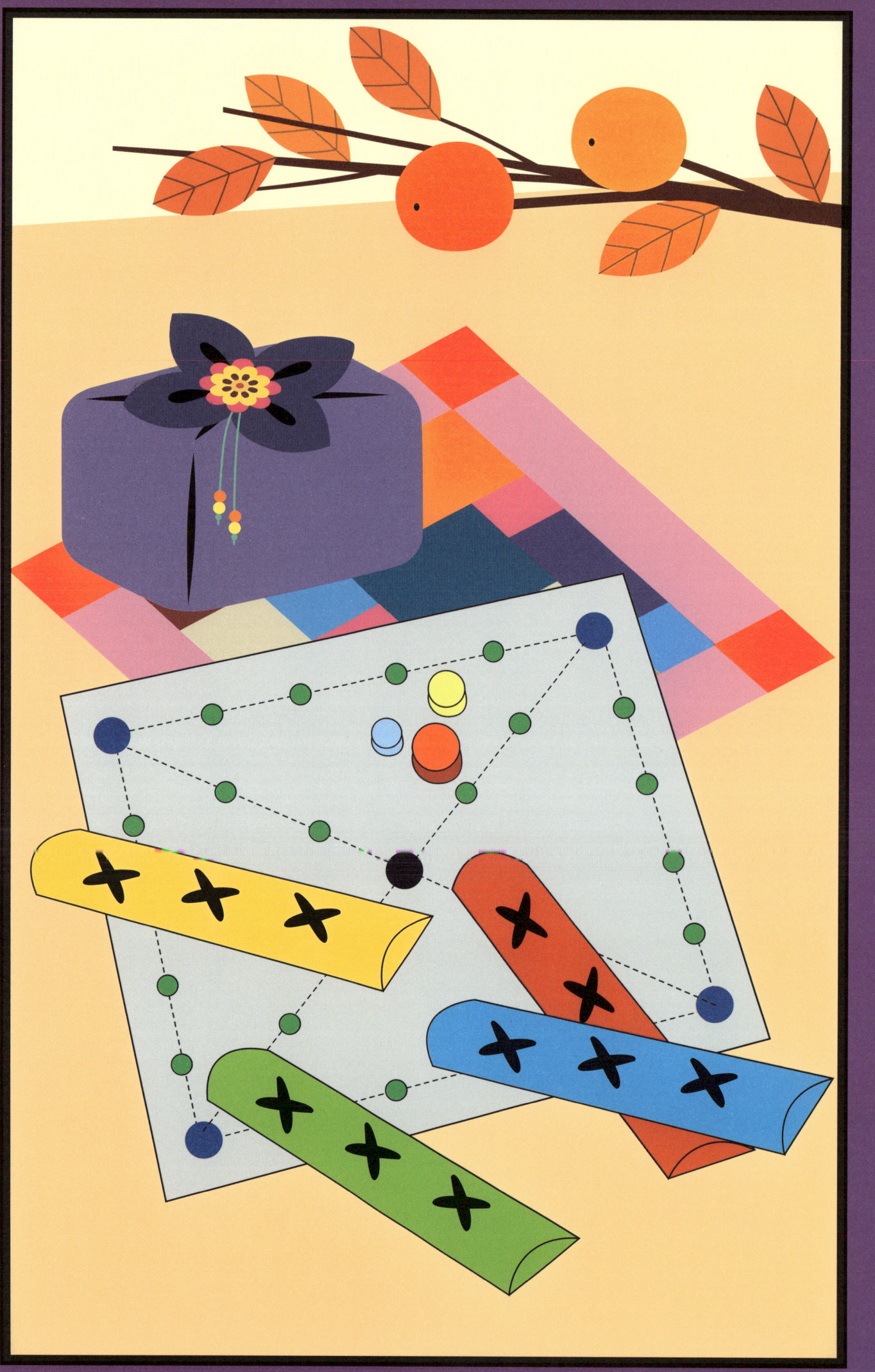

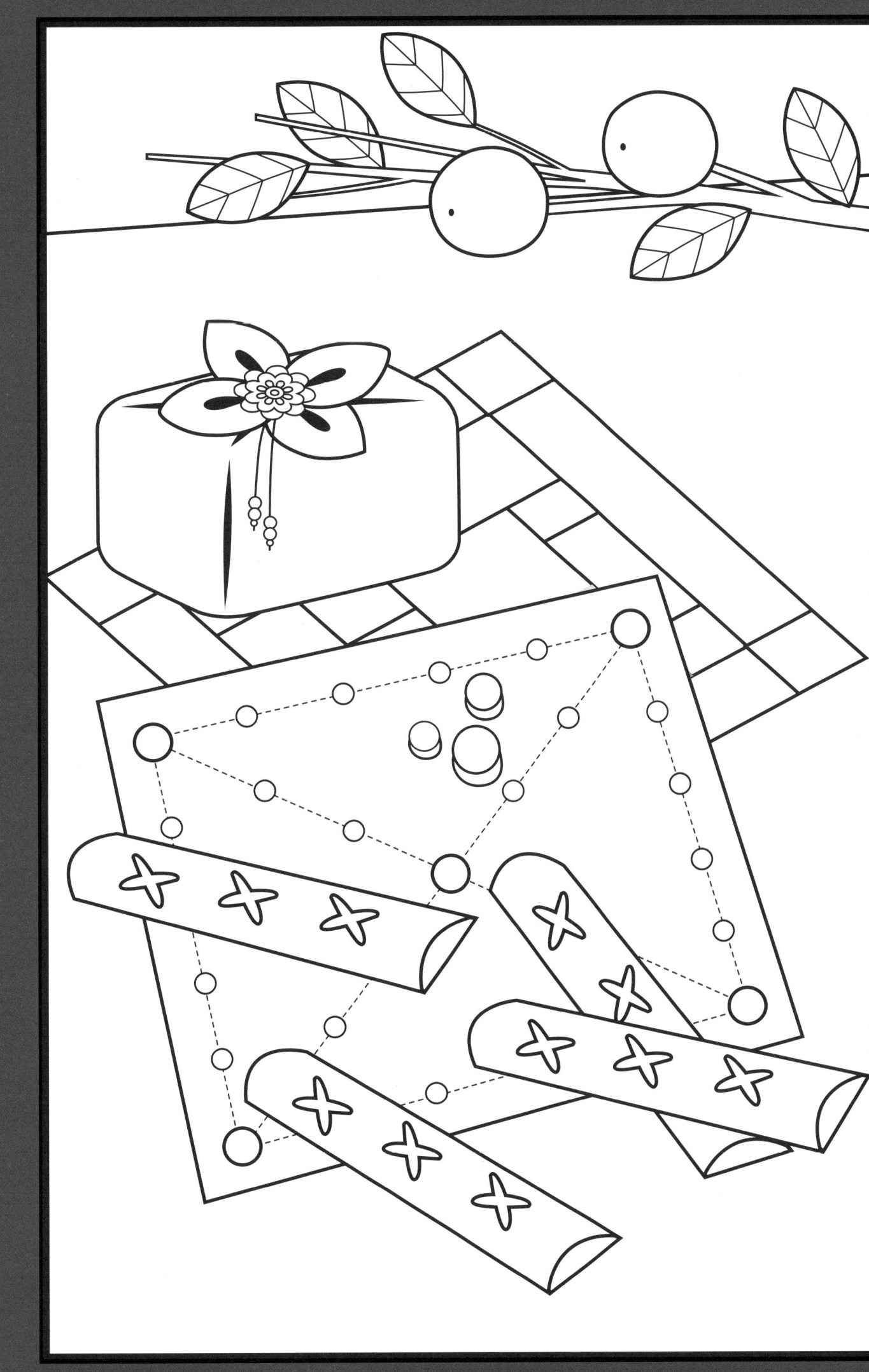

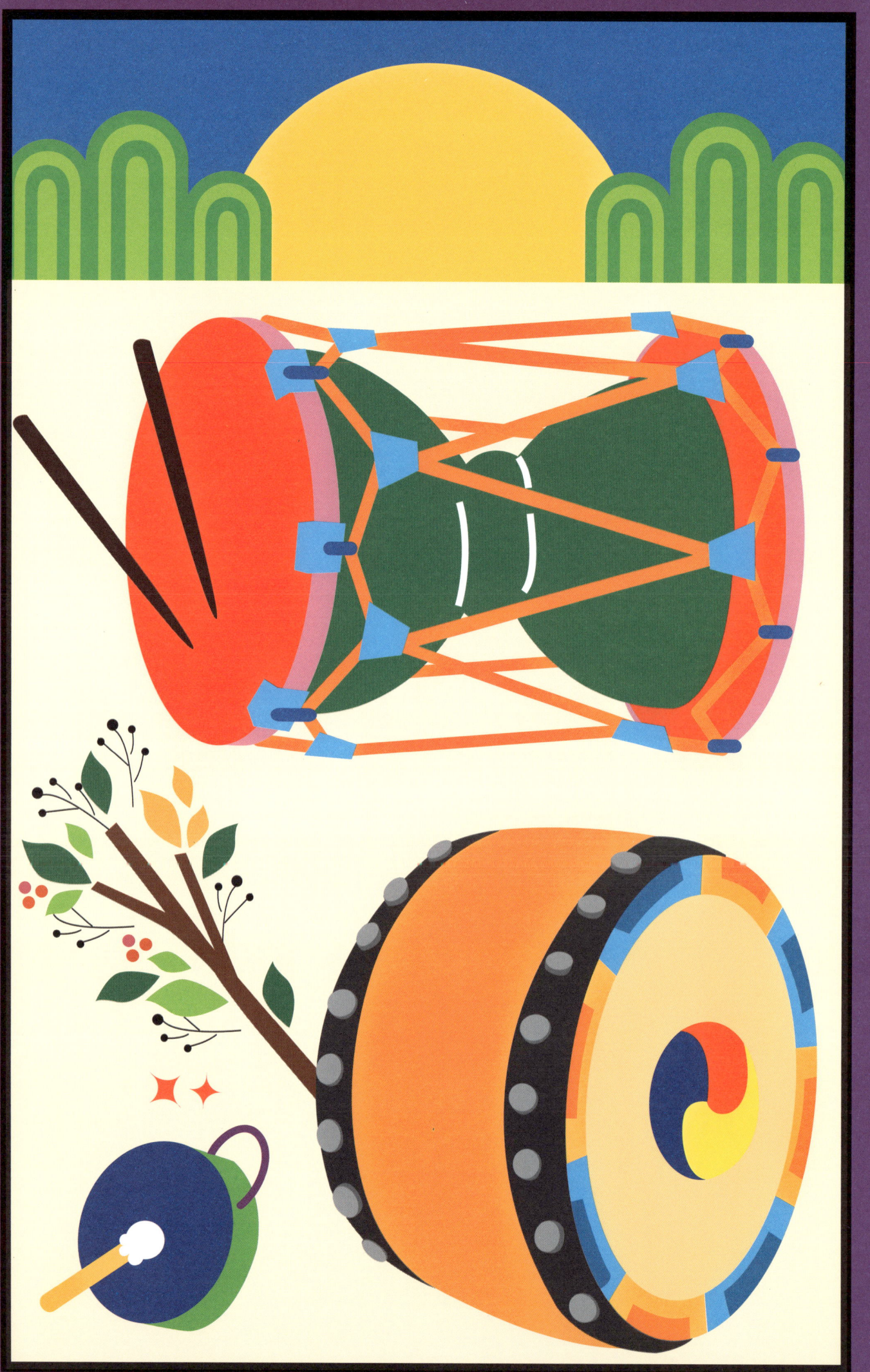

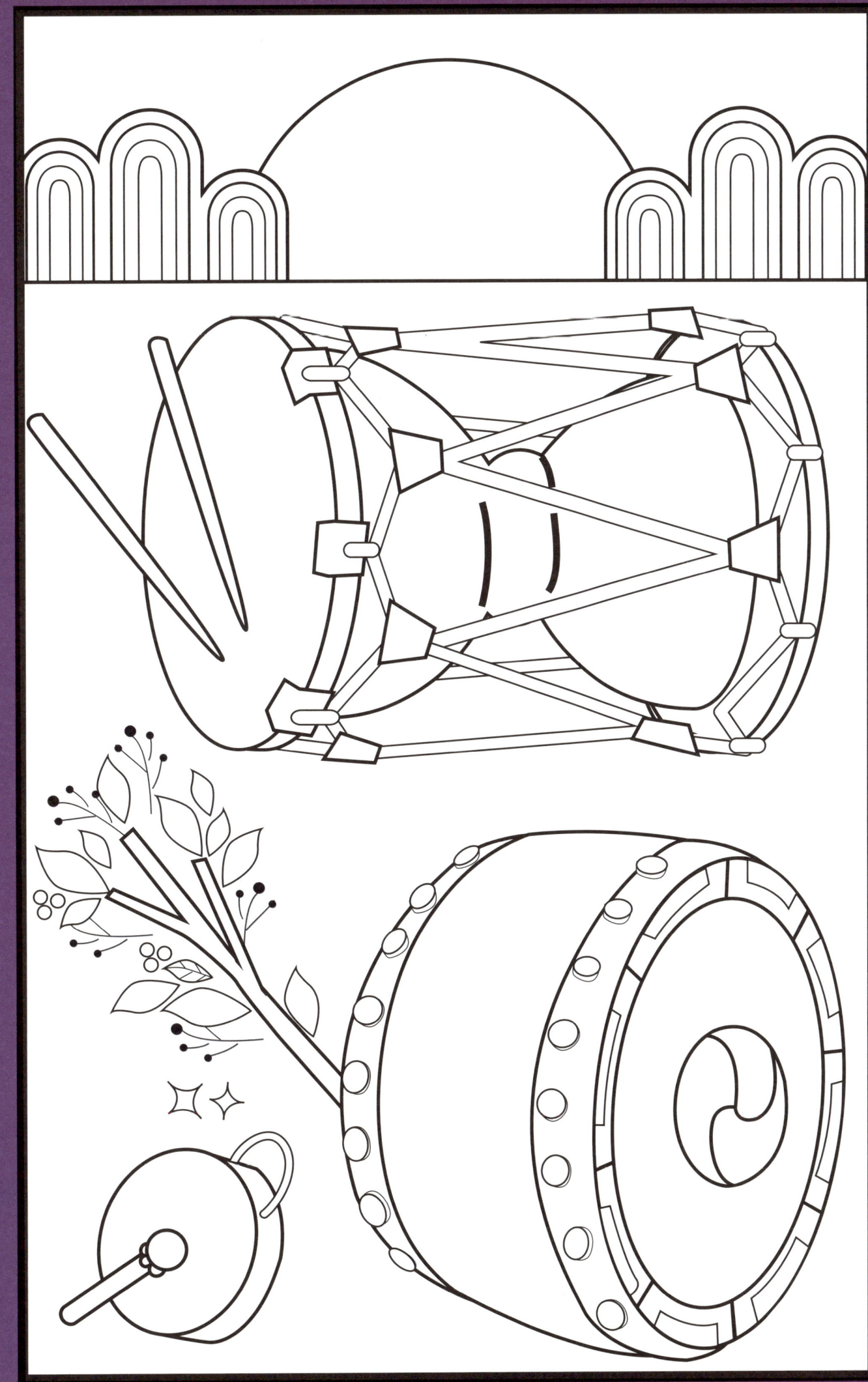

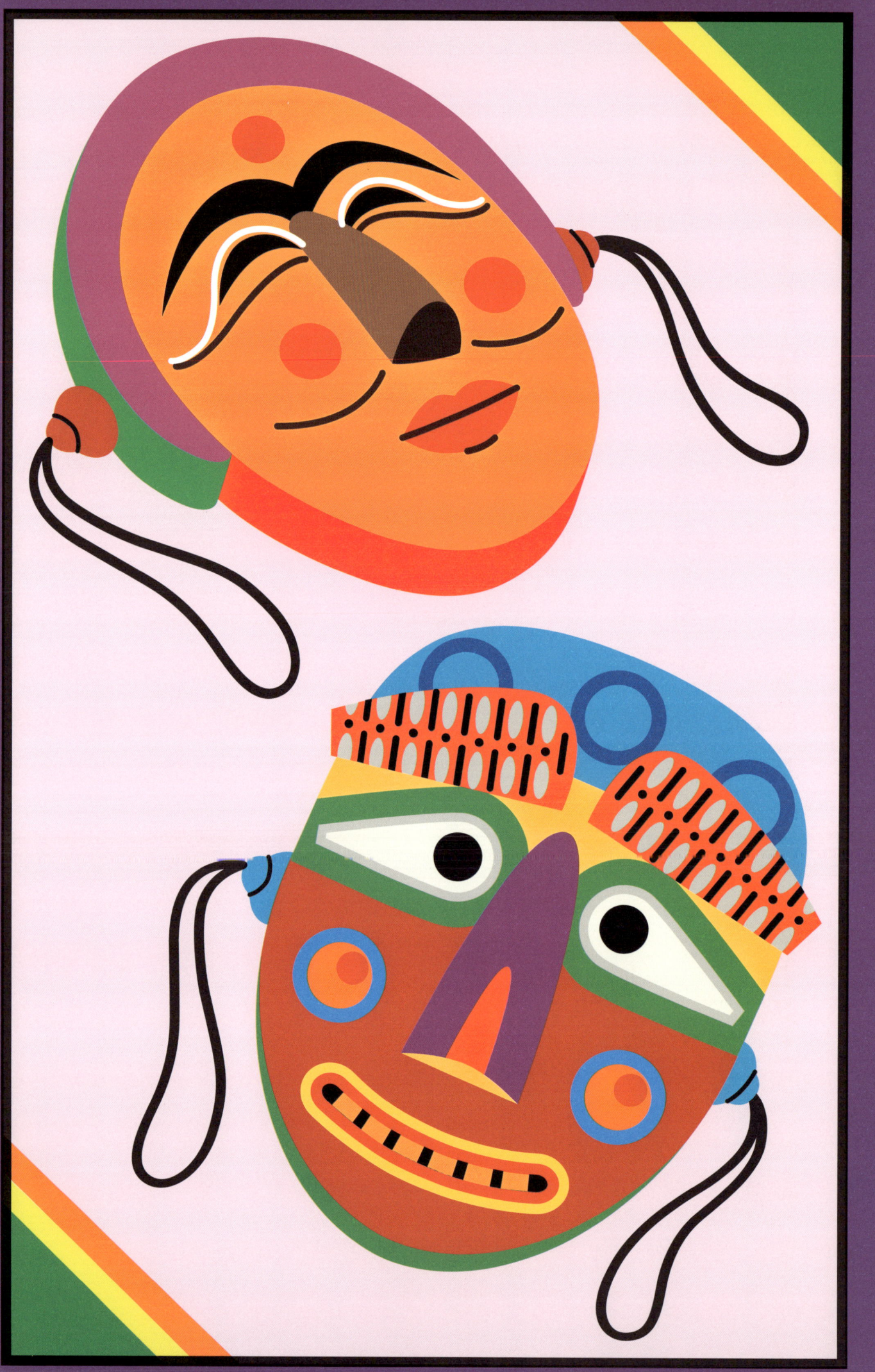

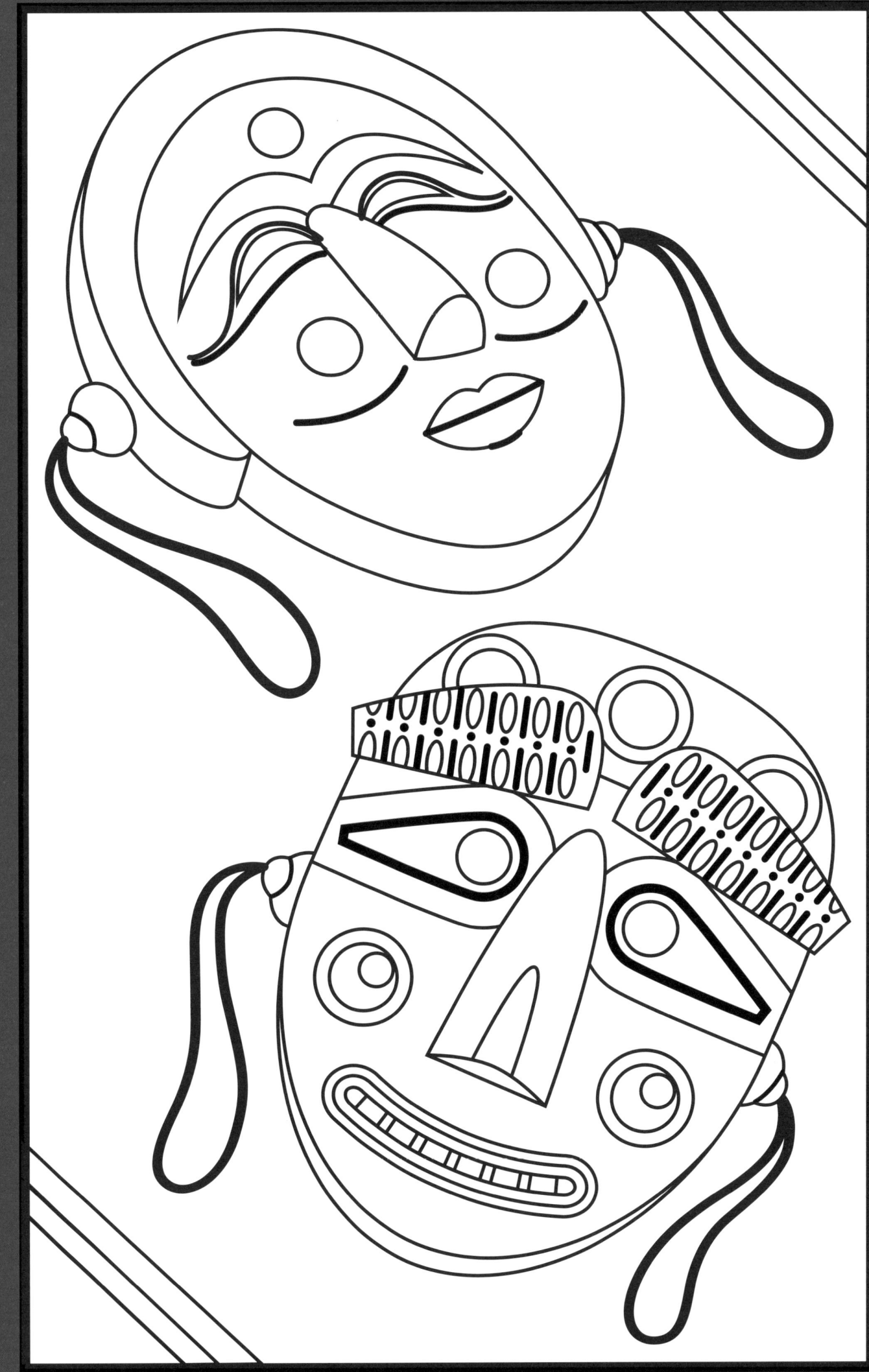

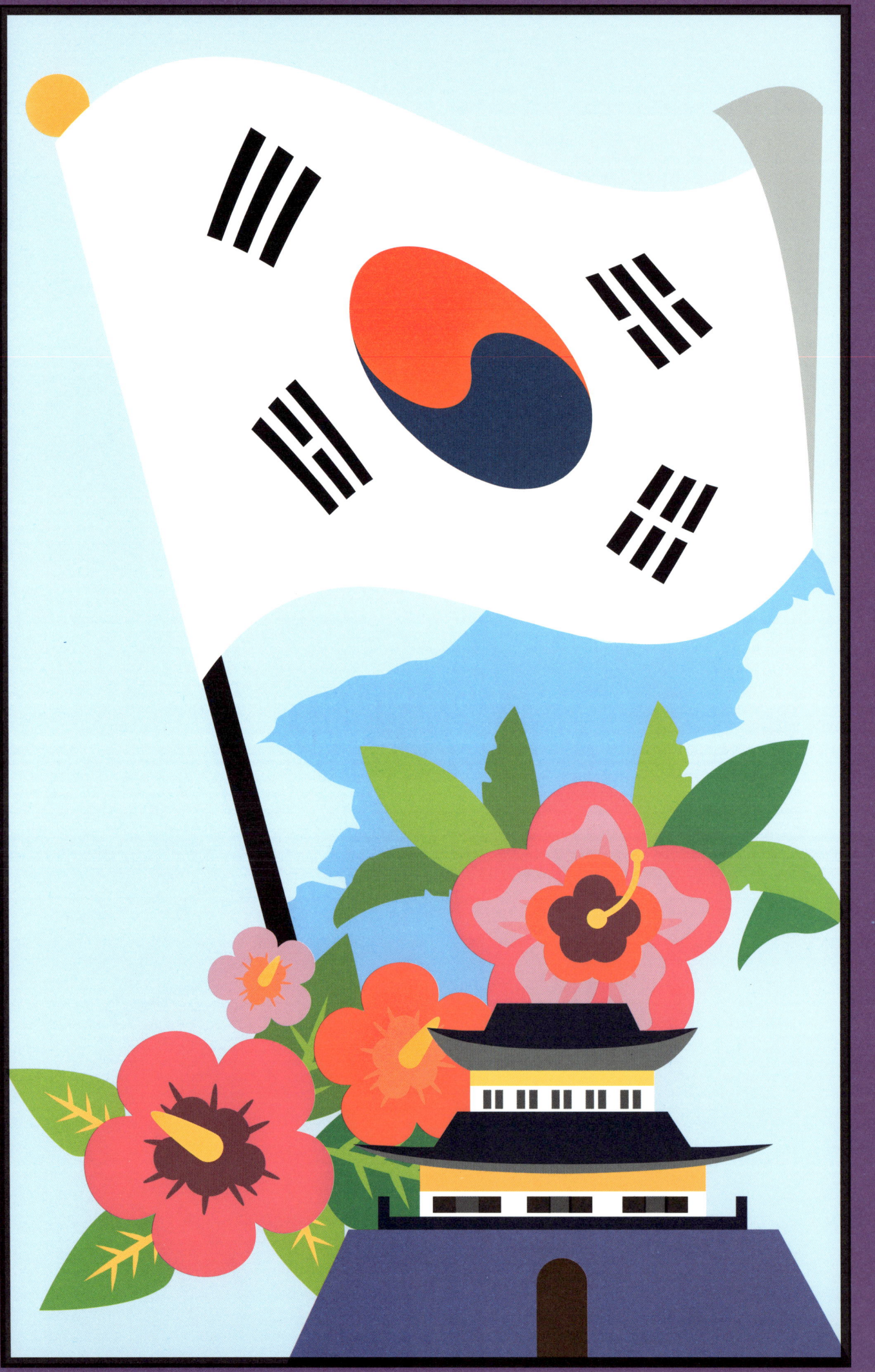

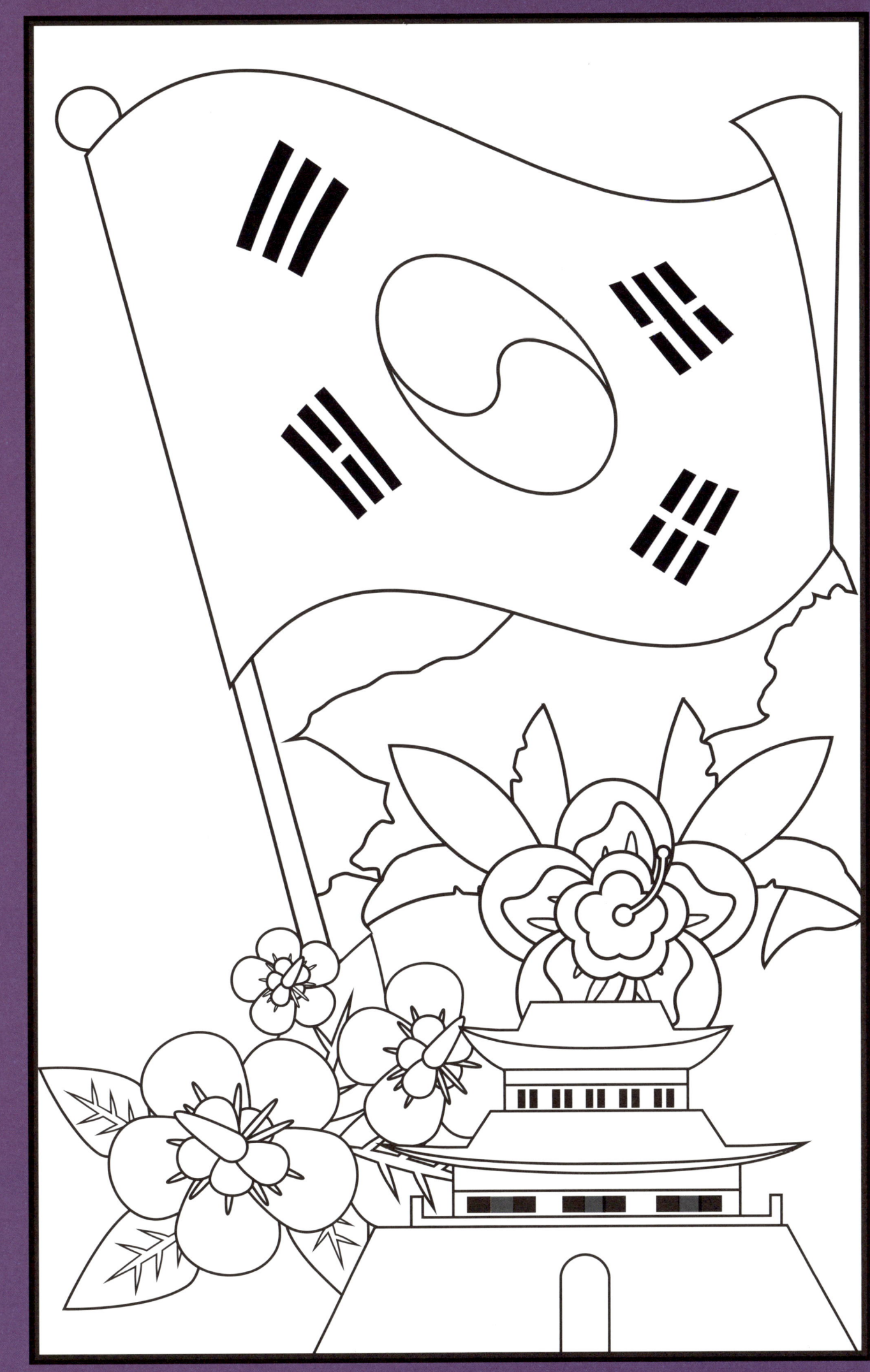

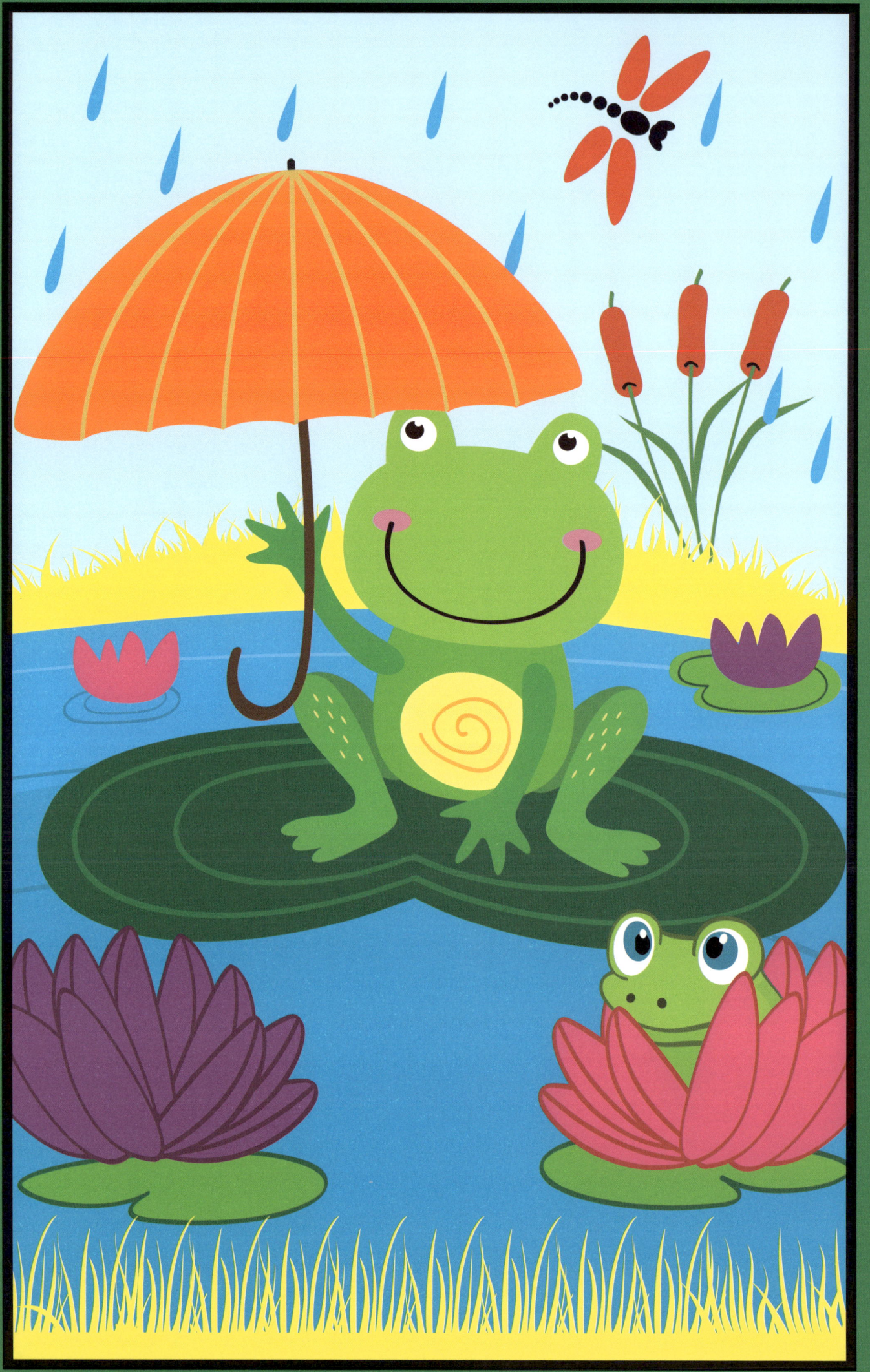

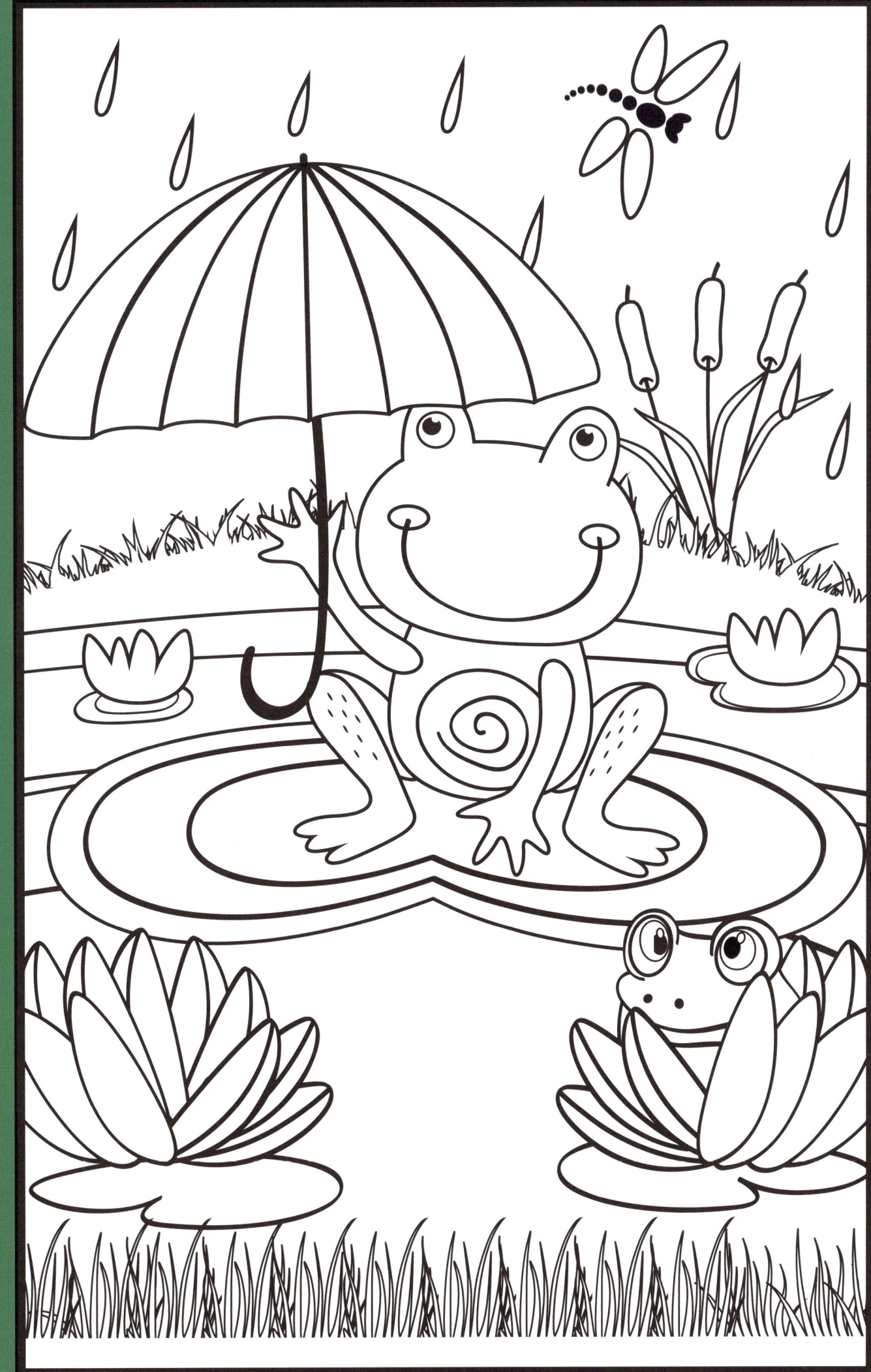

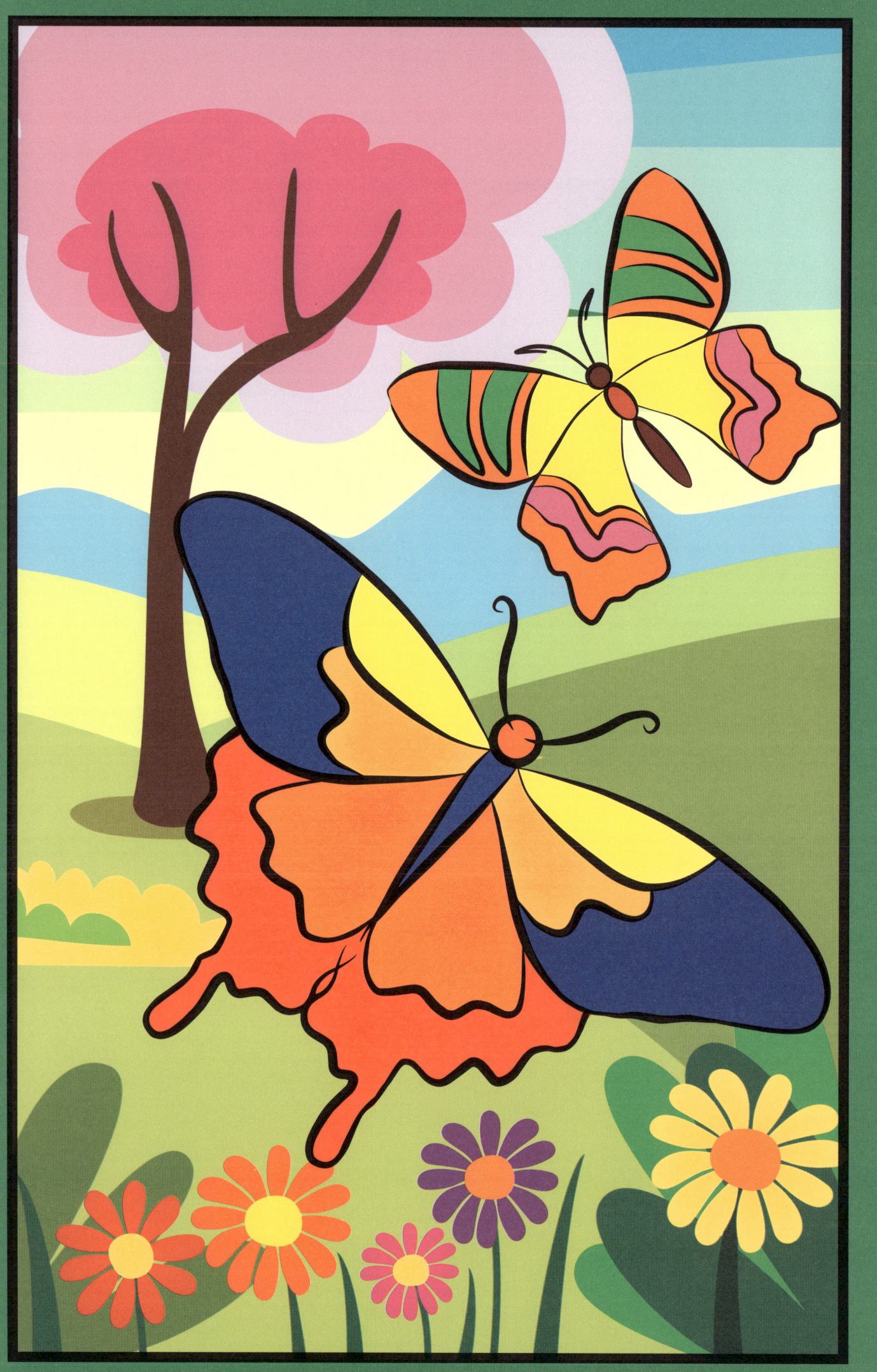

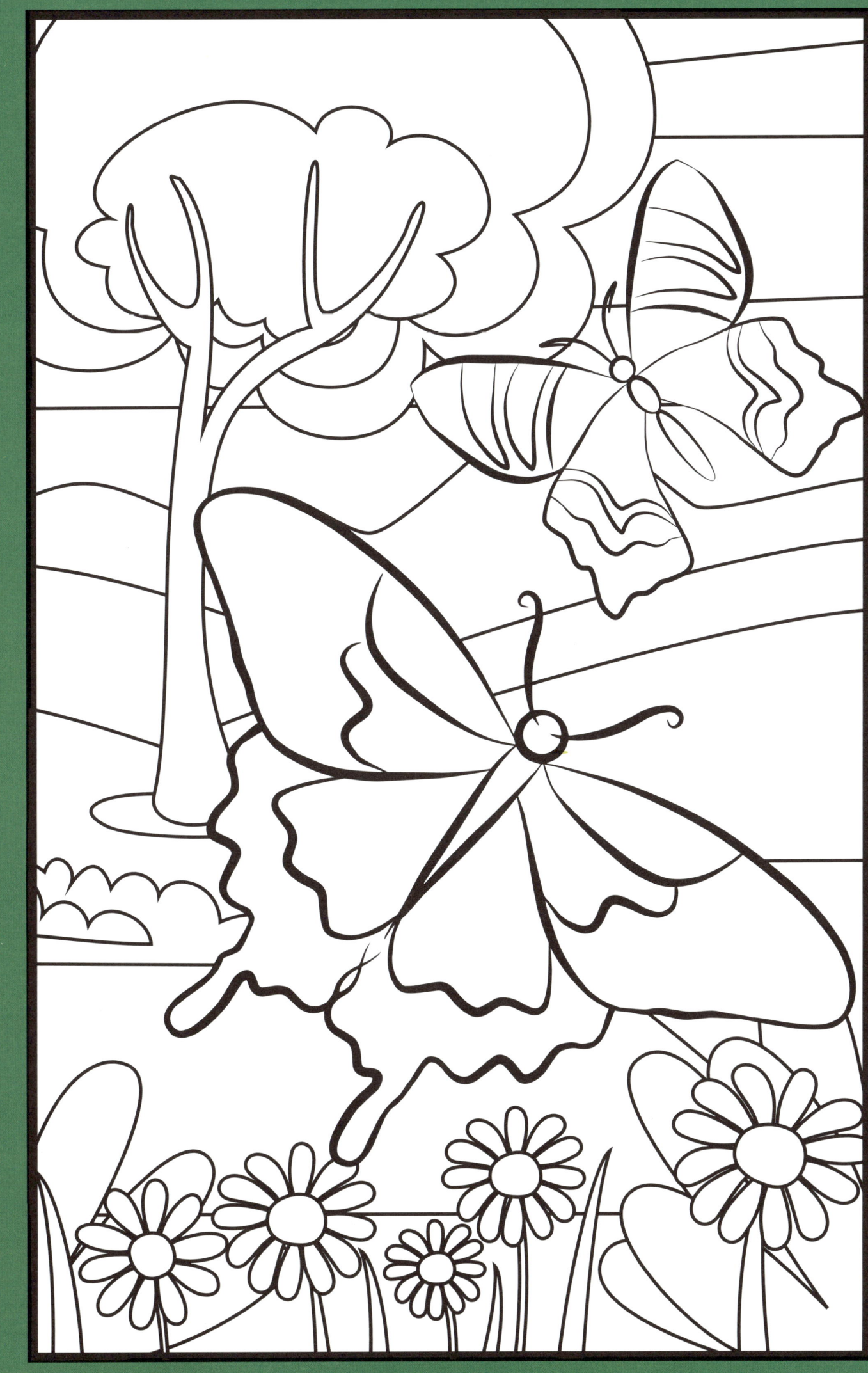

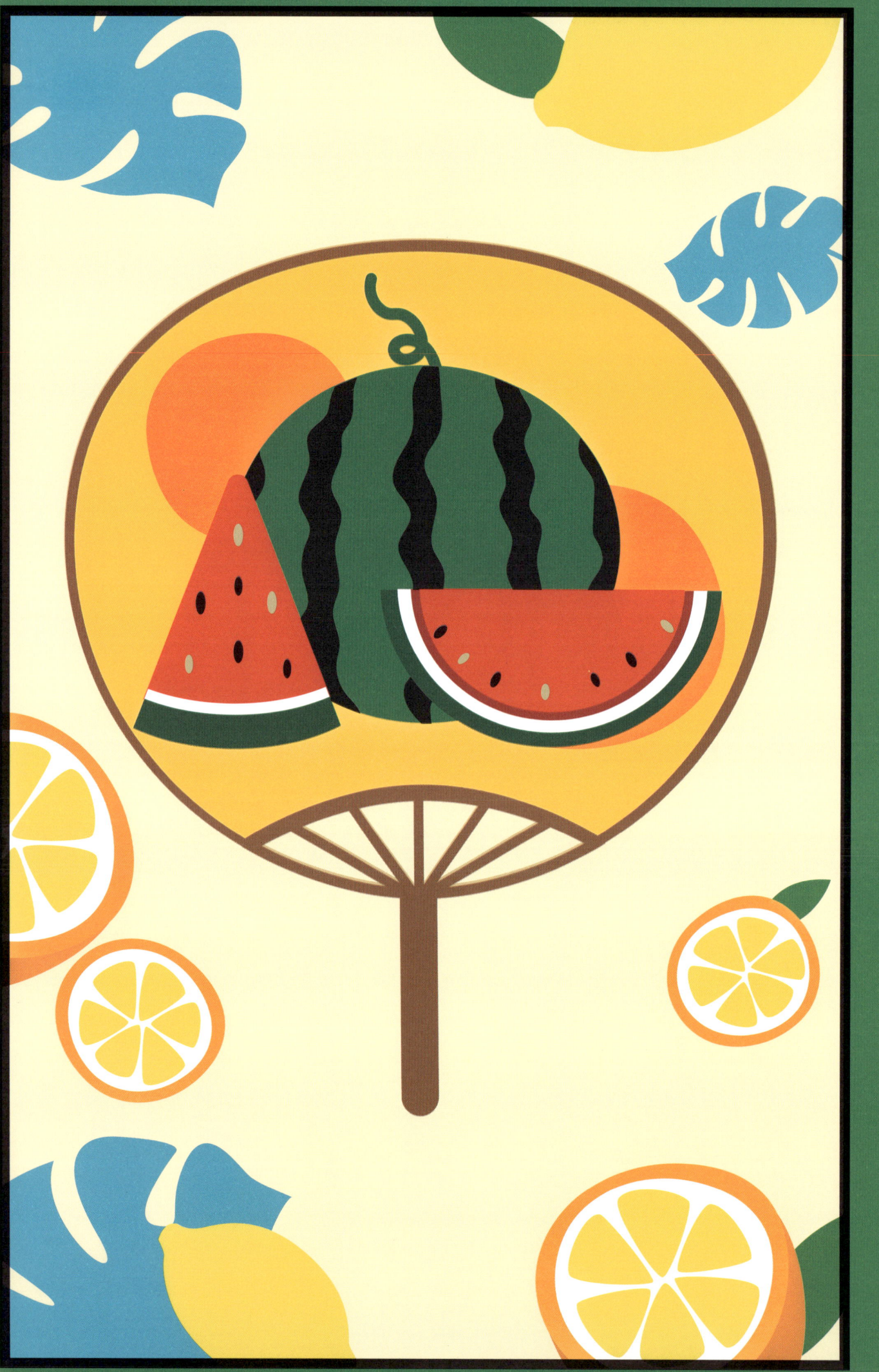

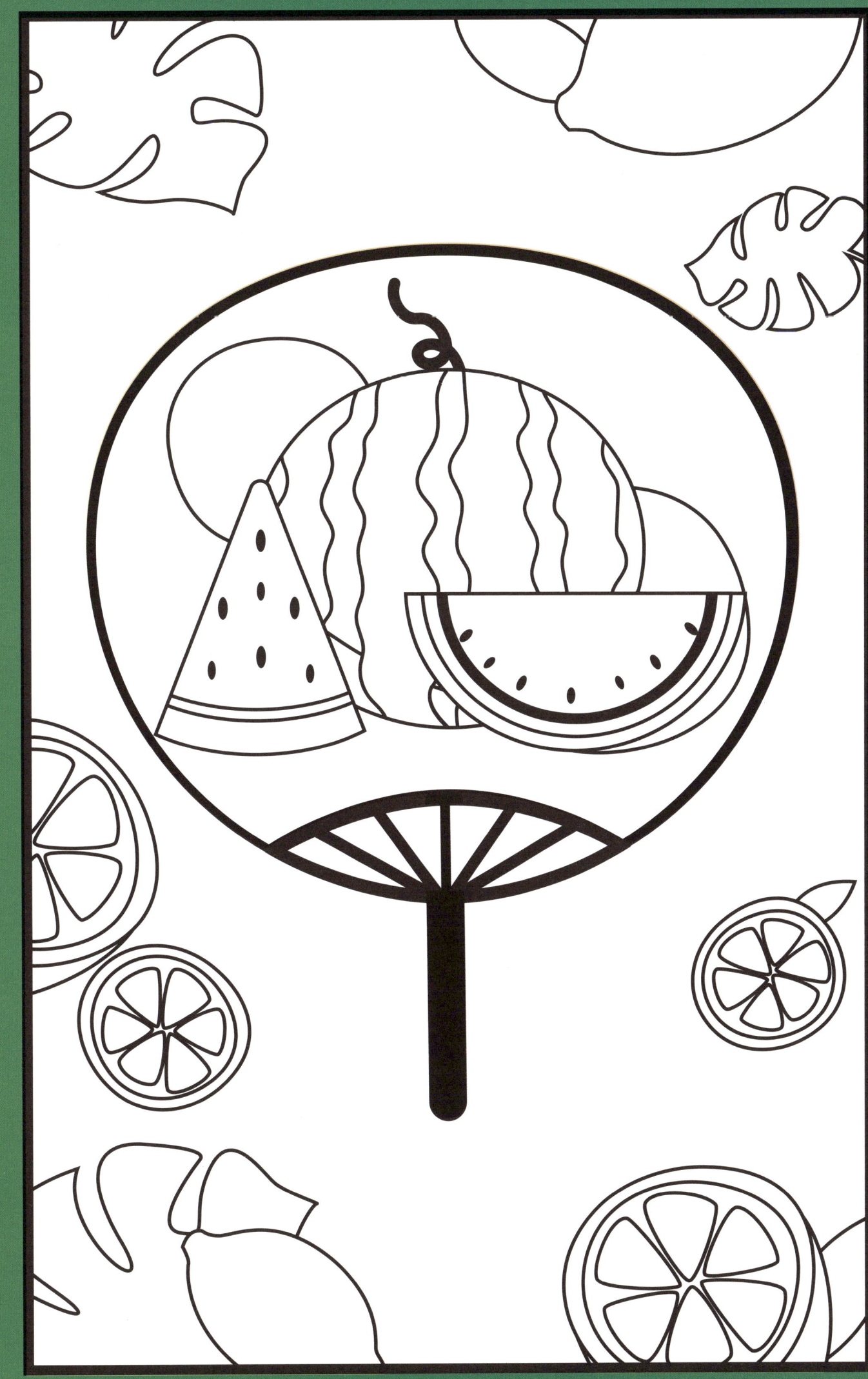

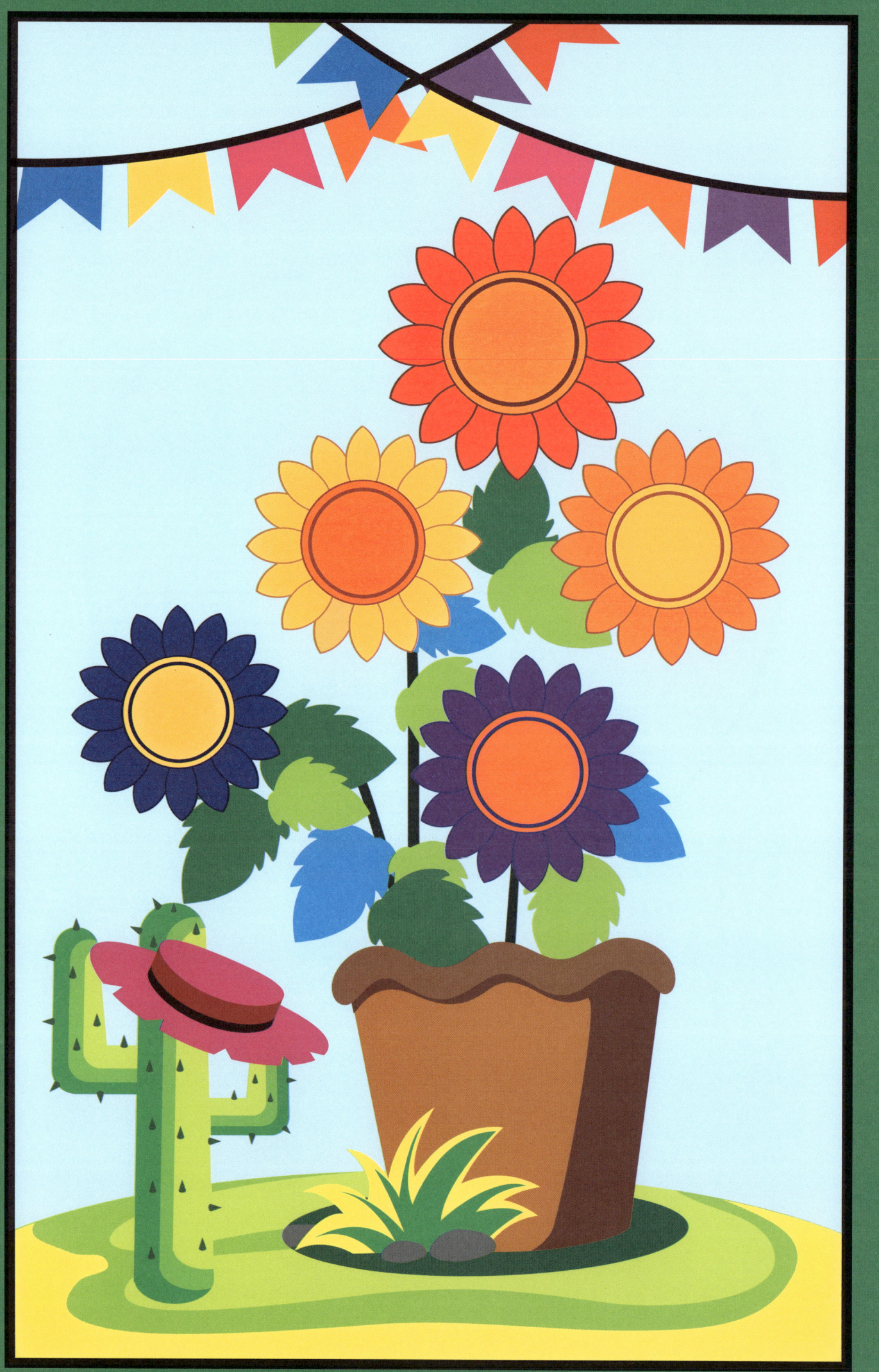

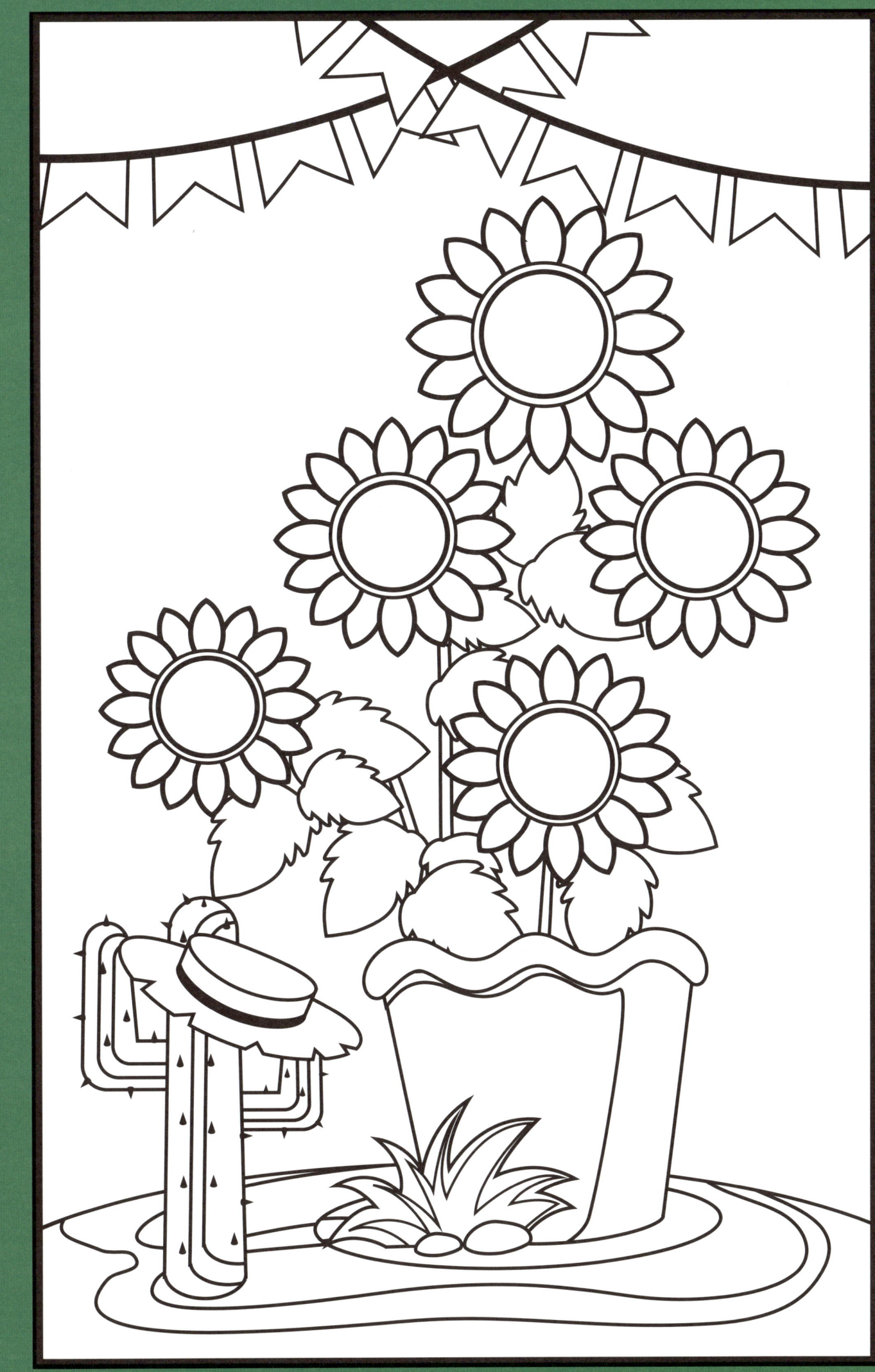

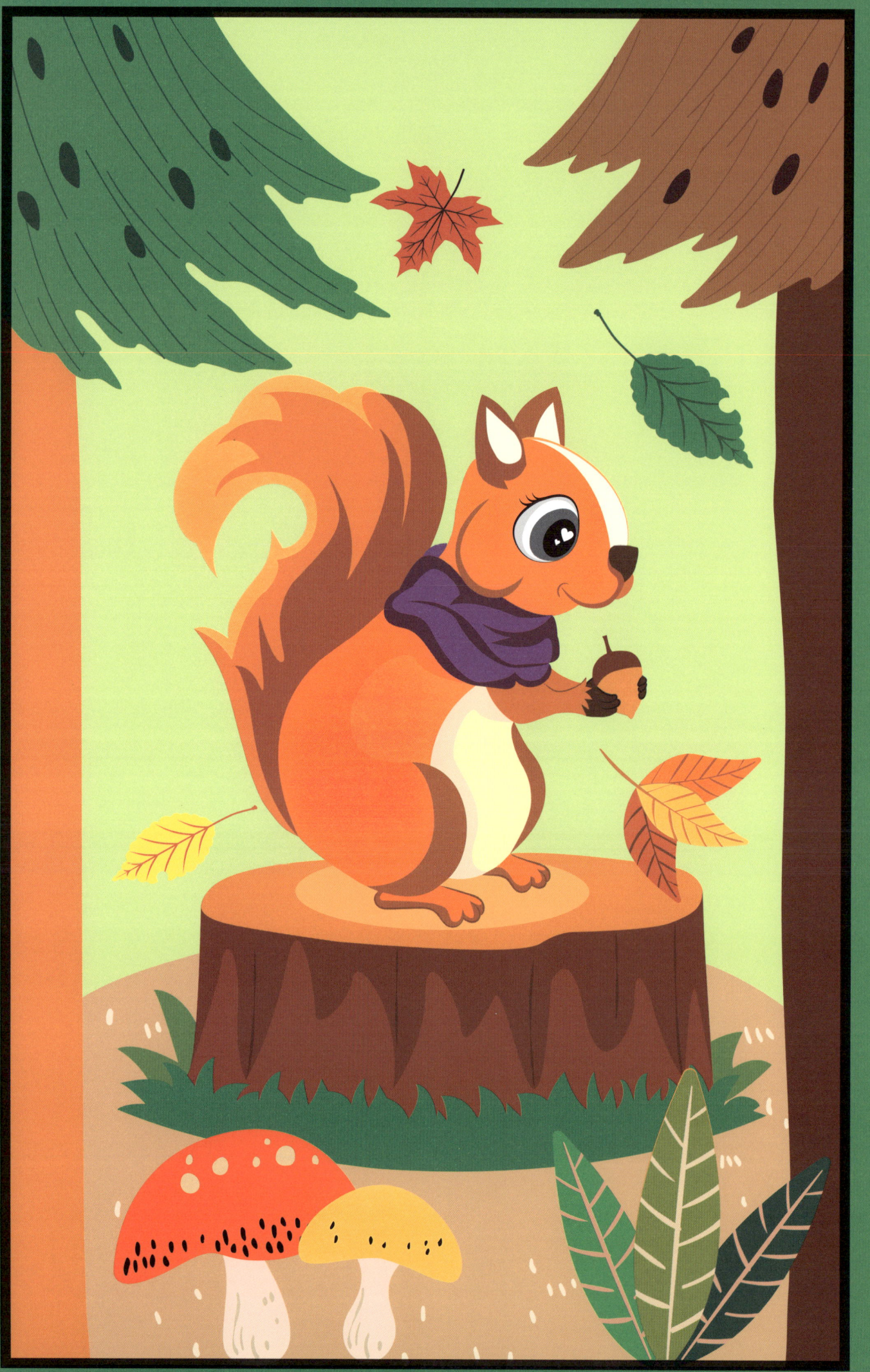

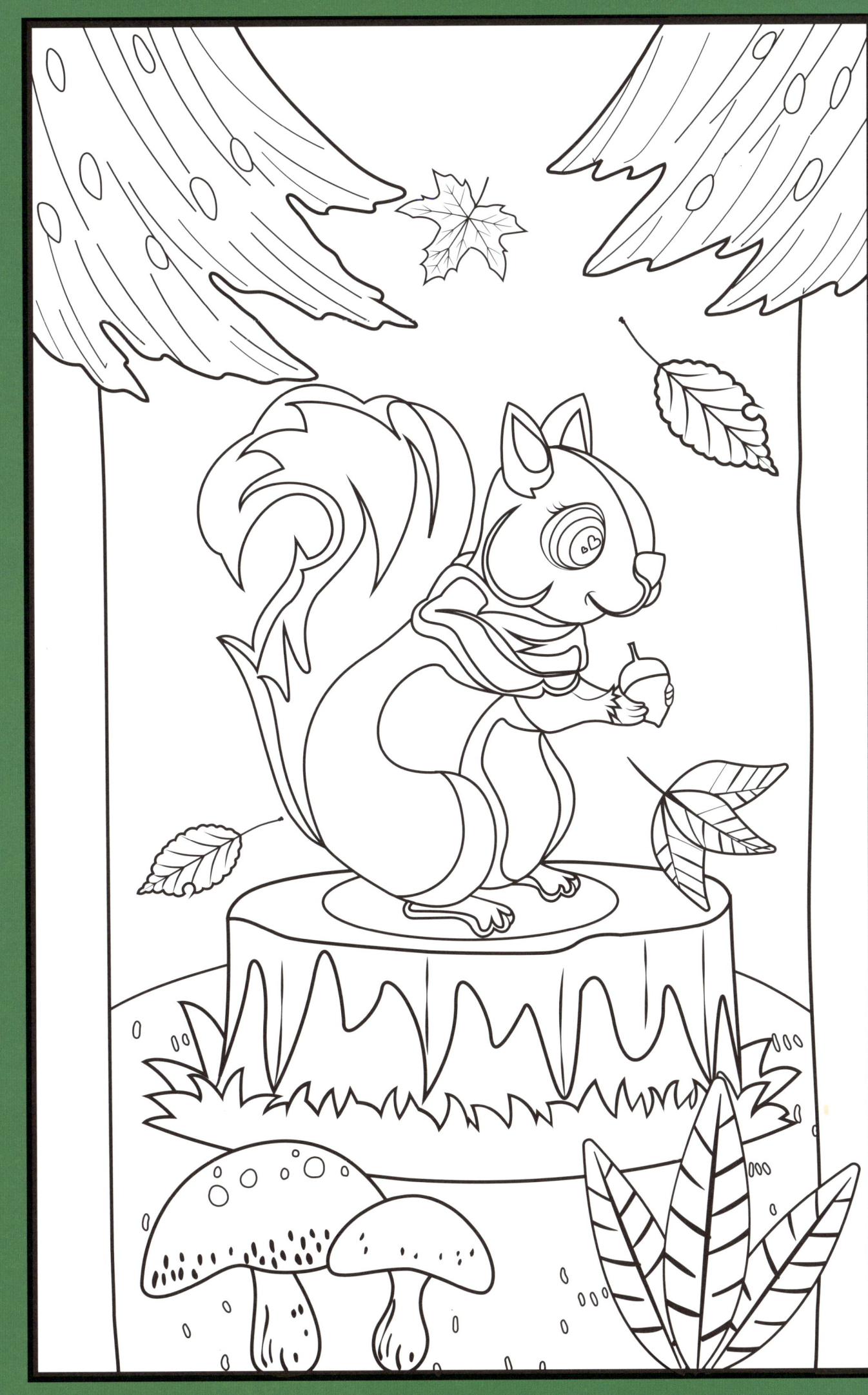

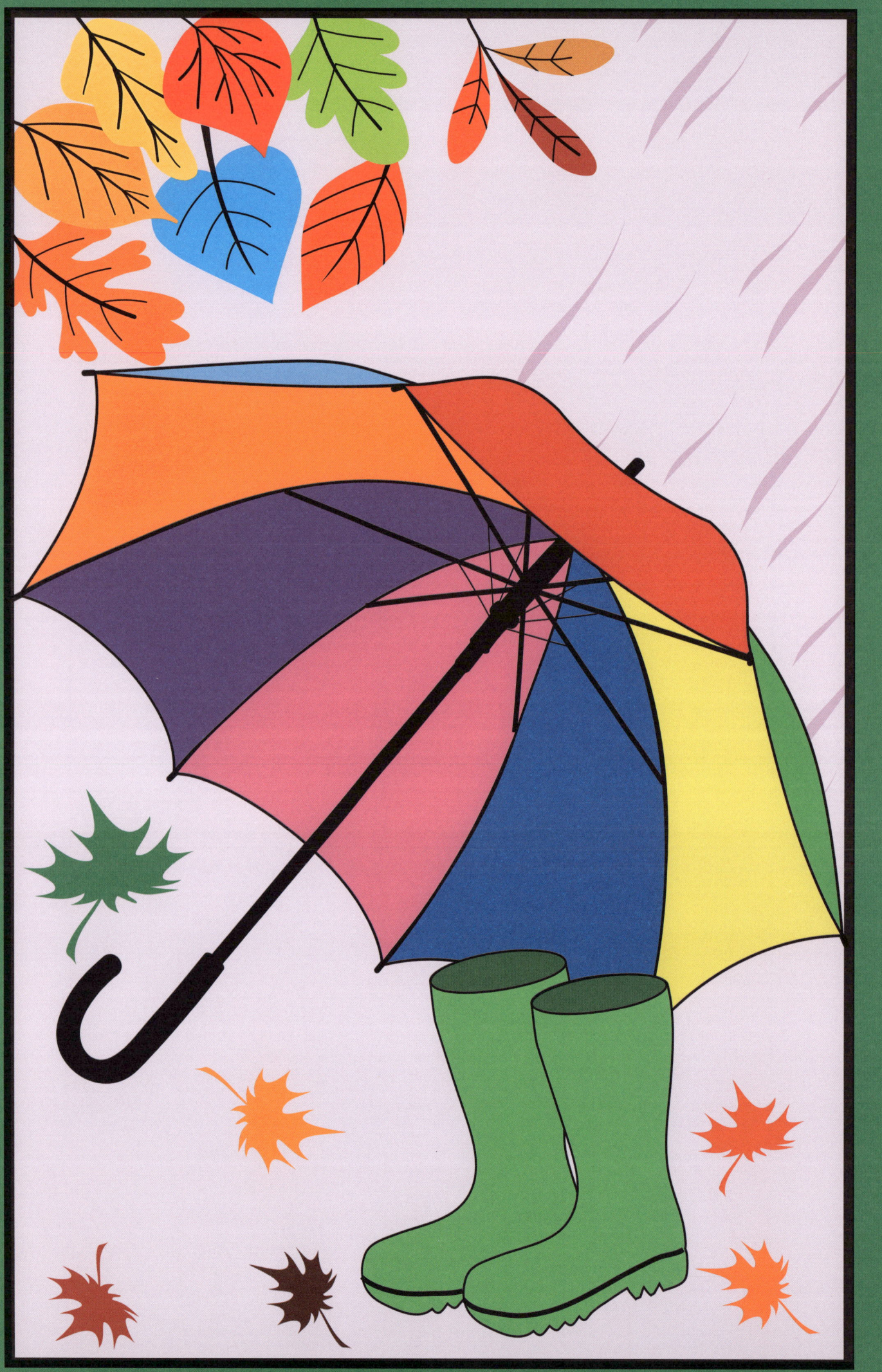

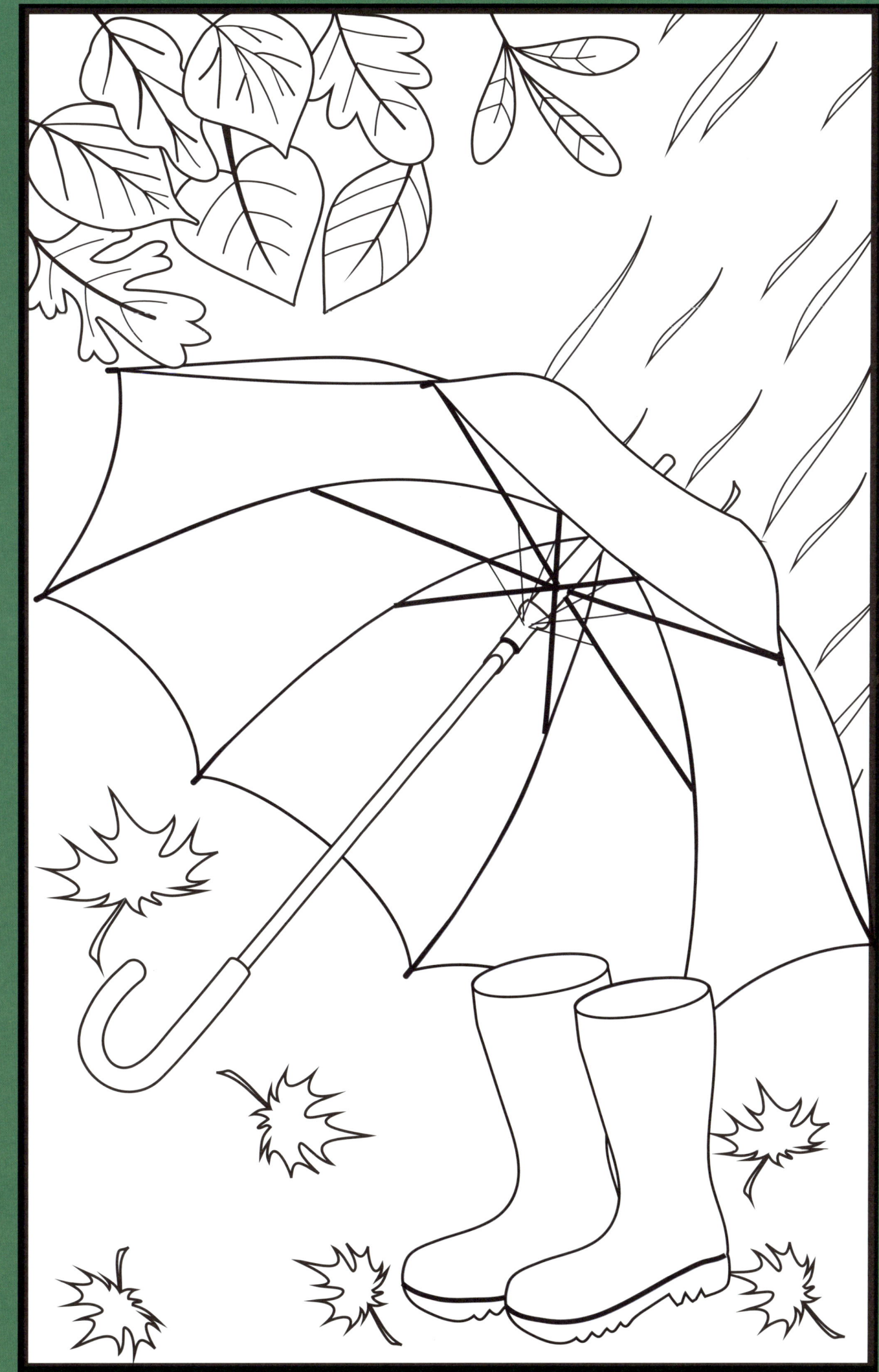

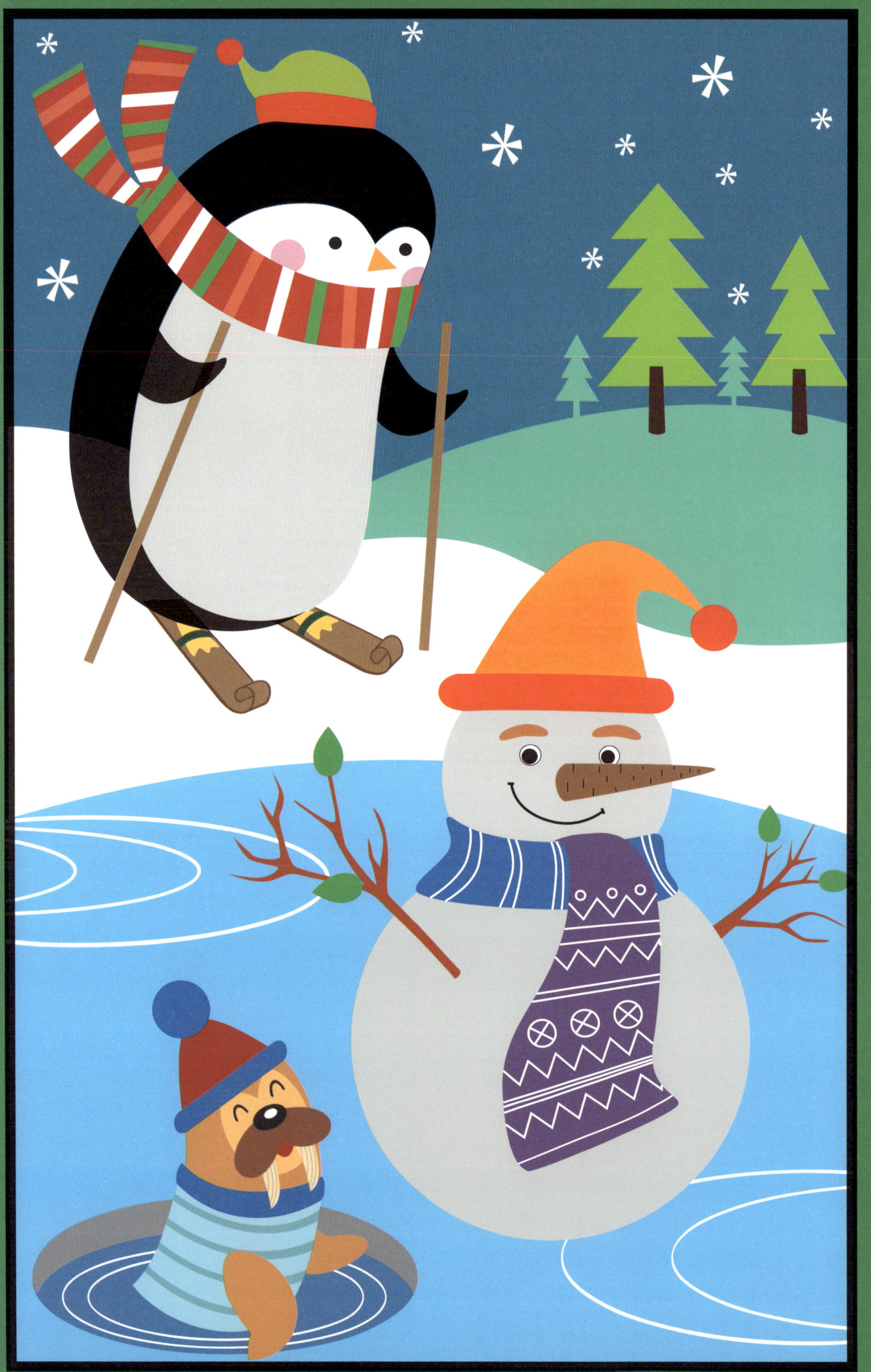

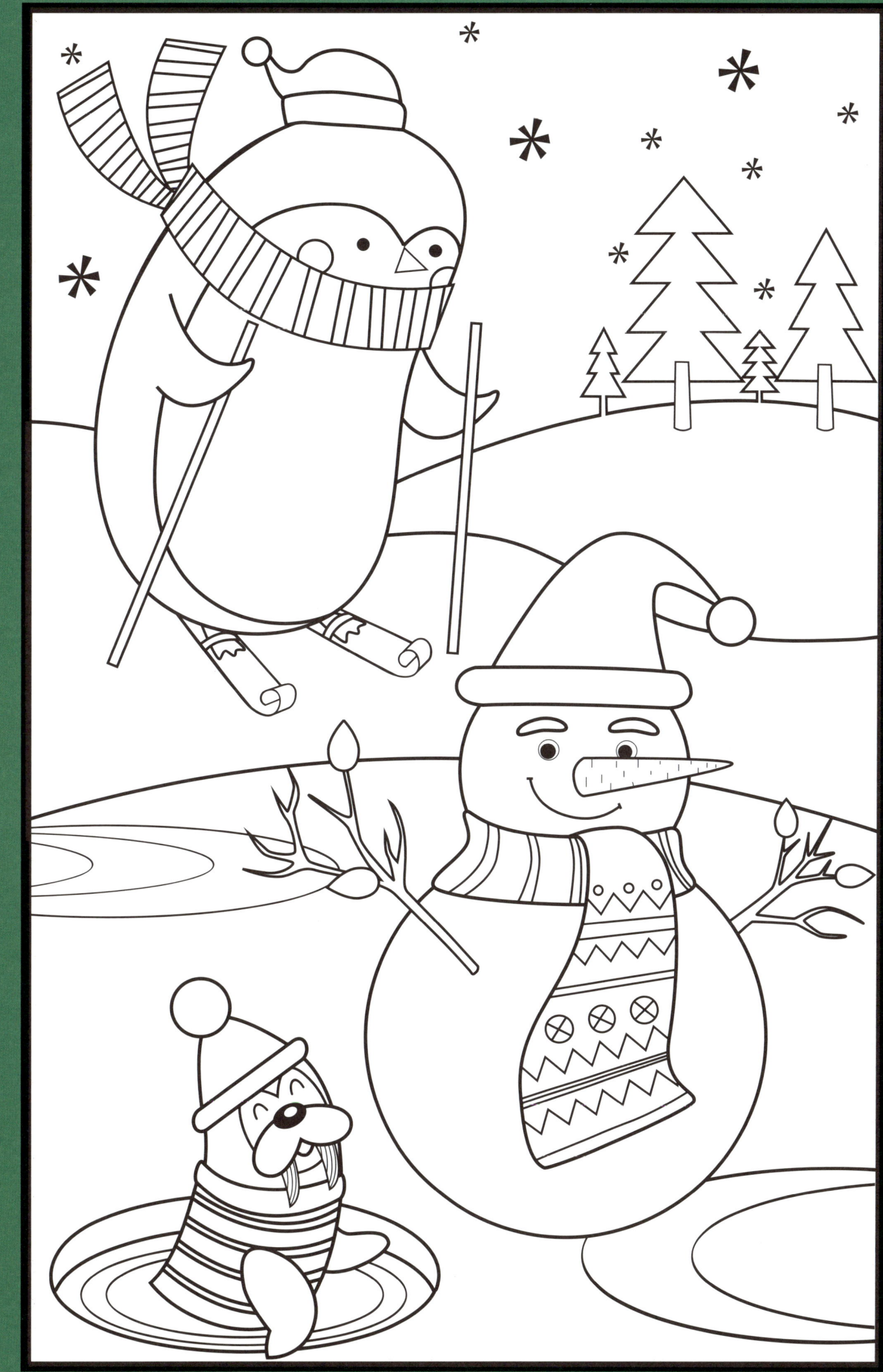

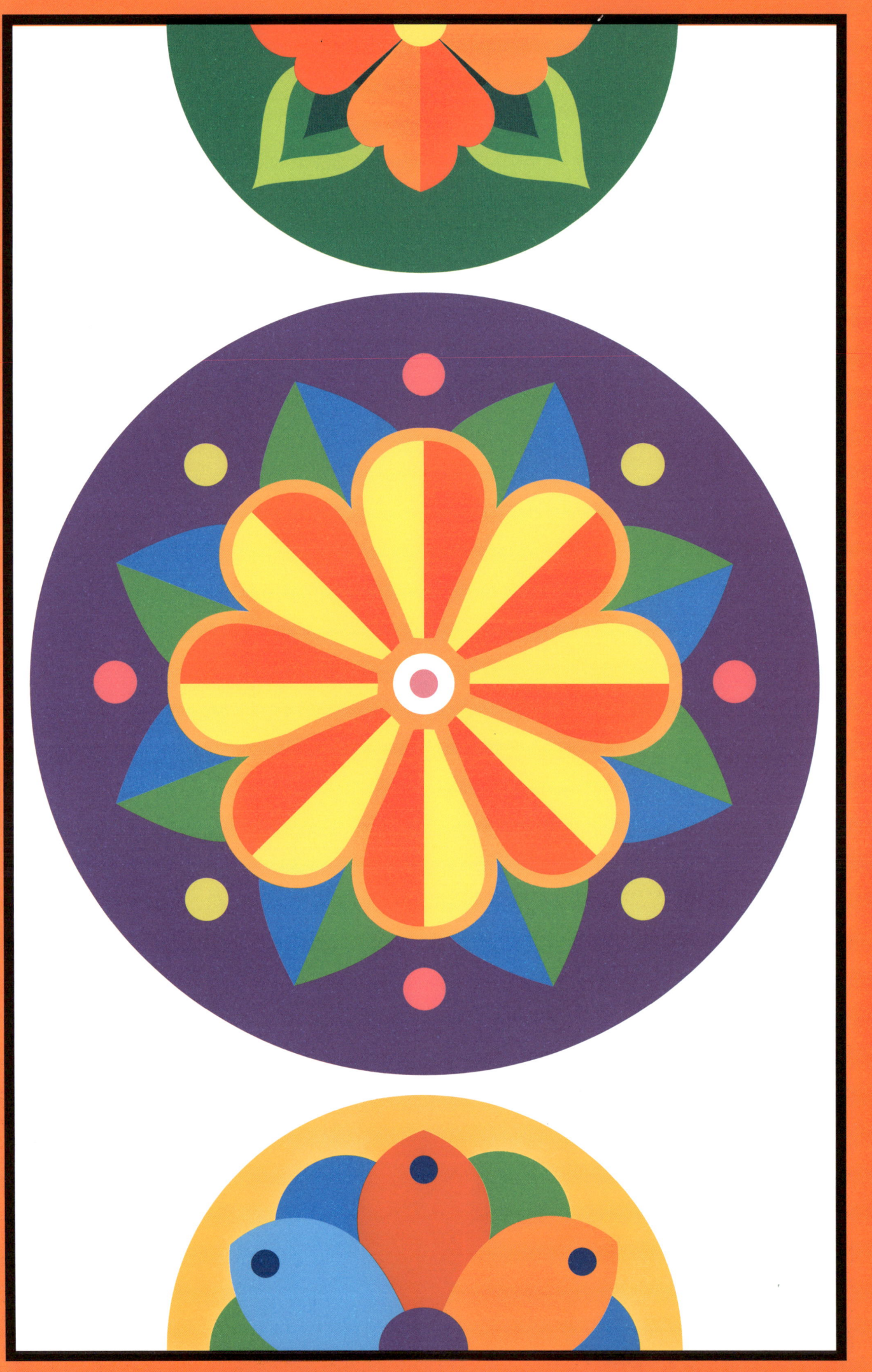

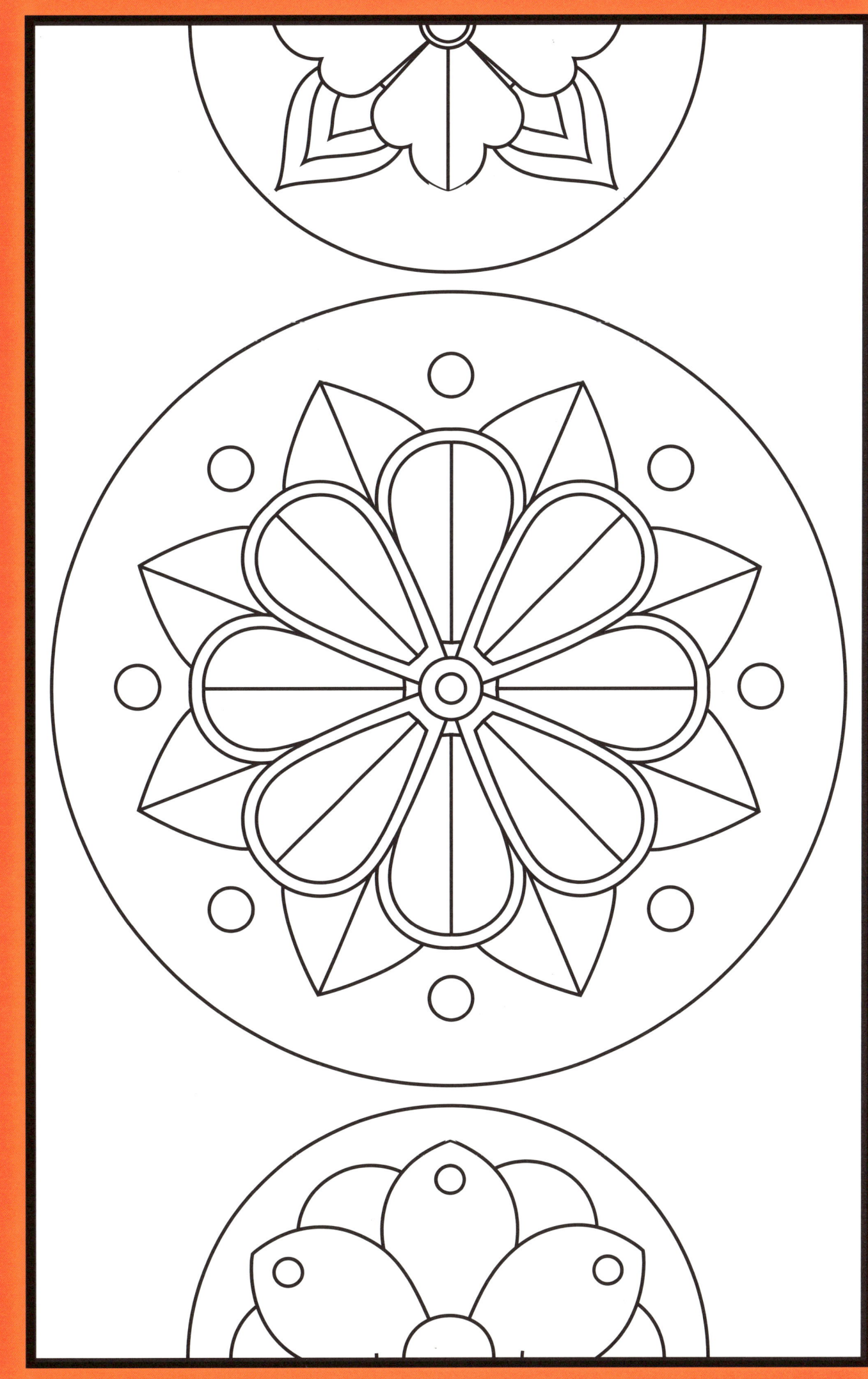

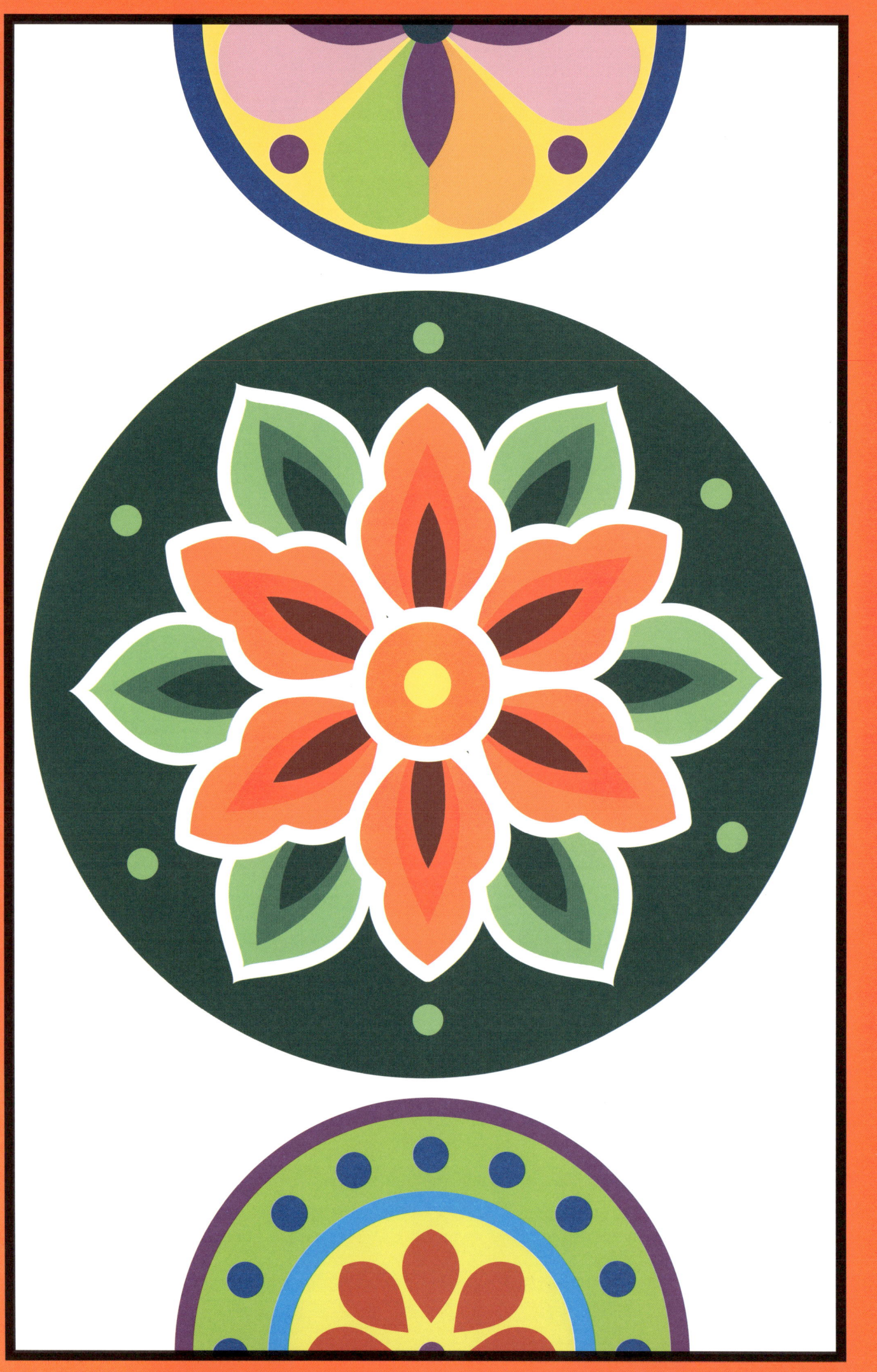

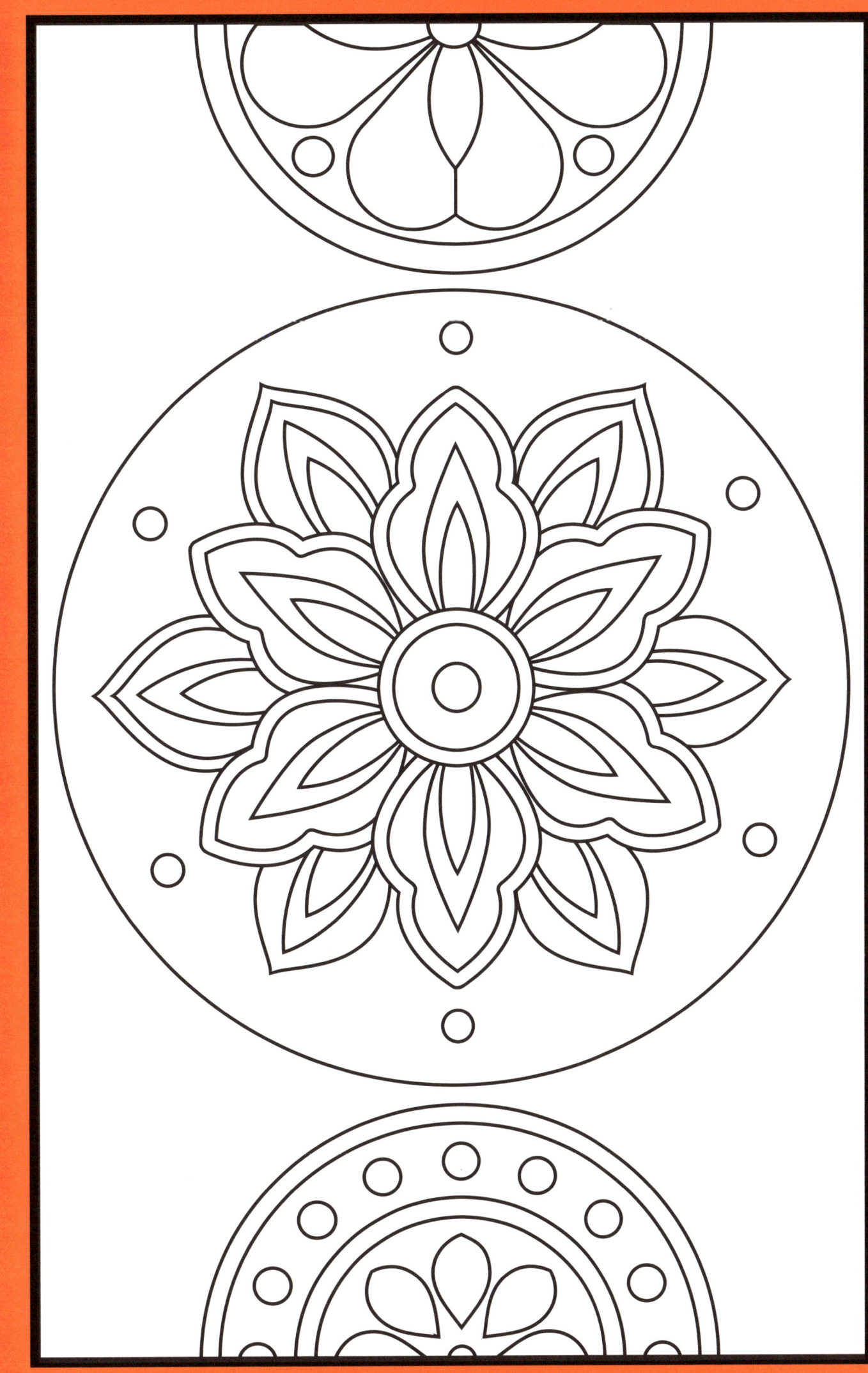

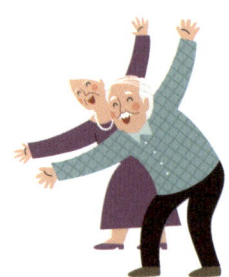

실버 인지능력 향상을 위한
어르신 매일매일 즐거운 색칠하기

구성 치매예방교육회
펴낸이 최병섭   **펴낸곳** 이가출판사
초판 5쇄 발행 2025년 9월 20일
출판등록 1987년 11월 23일
주소 서울시 영등포구 도신로 51길 4
대표전화 02)716-3767   **팩시밀리** 02)716-3768
E-mail ega11@hanmail.net
ISBN 978-89-7547-129-2 (13650)

※ 책 값은 뒤표지에 있습니다.
※ 잘못 만들어진 책은 구입하신 서점에서 교환해 드립니다.
※ 이 책의 저작권은 이가출판사에 있습니다. 무단전제와 복제를 금합니다.

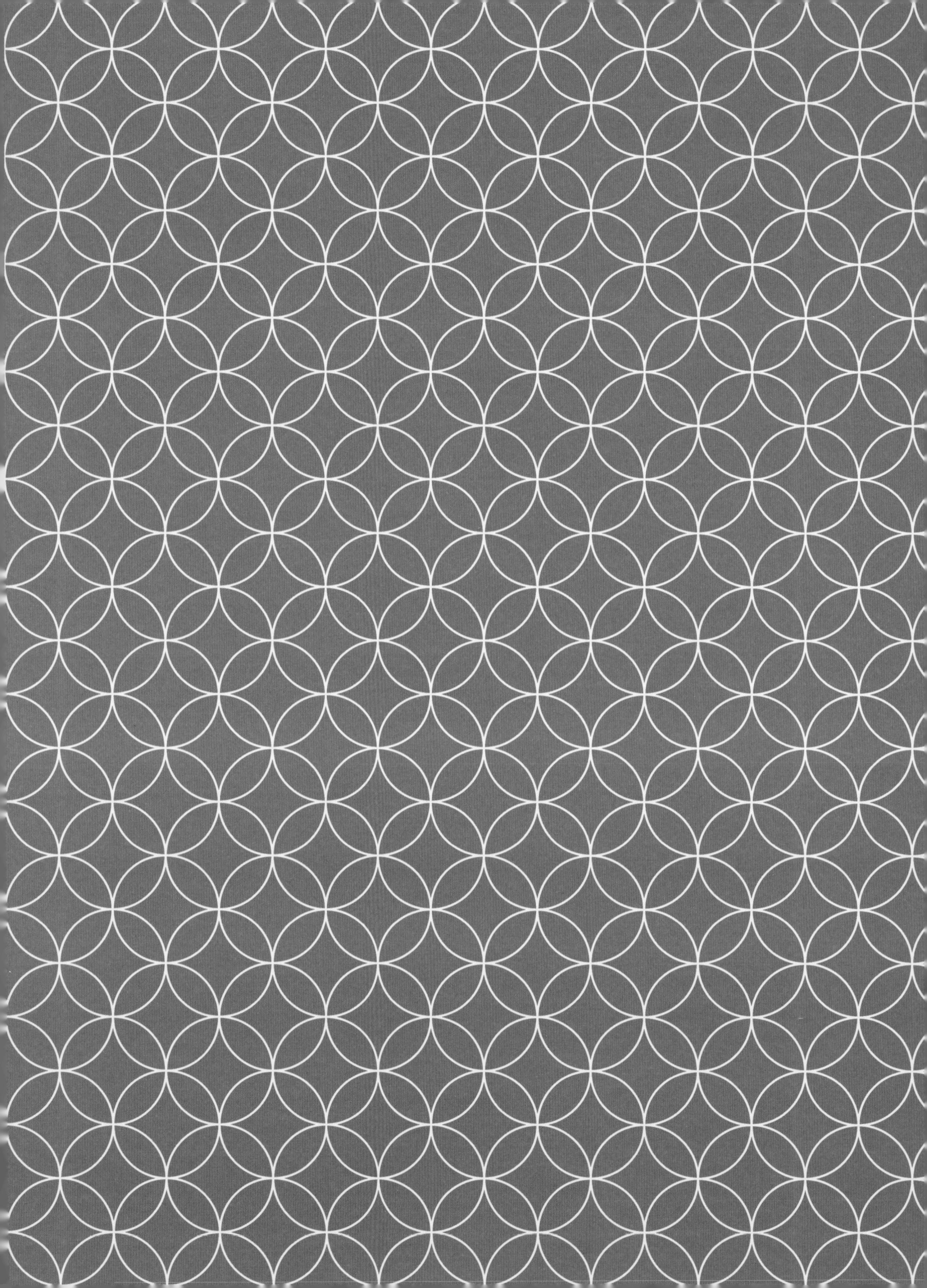